LA **GYM** POUR LES **JEUNES** DE PLUS DE **50** ANS

Éditions Ellébore
5, rue de Charonne • 75011 Paris

Mise en pages : Delphine Brossard
Illustrations (sauf p. 20 et 22) : Coline Cayzac

ISBN : 979-10-230-0228-7

Brigitte Engammare

LA **GYM** POUR LES **JEUNES** DE PLUS DE **50** ANS

DU RÉVEIL AU RENFORCEMENT MUSCULAIRE

Ellébore

SOMMAIRE

INTRODUCTION

I - SE DONNER LES MOYENS DE BIEN VIEILLIR

Le corps au fil des années se modifie. Si des lésions physiques sont imperceptibles dans la jeunesse, celles-ci se développeront, allant parfois jusqu'à la déformation anatomique dans l'âge mûr.

Patrimoine génétique ou mimétisme, notre corps ressemblera parfois à celui d'un de nos parents. Si nous n'y prenons pas garde, une tendance à voûter le dos se transformera en cyphose. Une personne sujette à la scoliose sera victime de fréquentes crises de sciatique.

Vers l'âge de cinquante ans, notre corps se vengera, laissant parler la douleur. Il convient donc très tôt d'apprendre à connaître son corps, afin de déceler les mauvaises attitudes et de les éviter.

Par une activité appropriée et une bonne hygiène de vie, nous pourrons toujours être maître de notre physique.

• Adopter une bonne hygiène alimentaire

Il est fréquent de constater que les personnes fortes ou ayant simplement quelques kilos de trop cuisinent comme cuisinaient leur mère ou leur grand-mère. Celles-ci ayant peut-être une activité physique plus intensive nécessitant des besoins en sucres et en graisses.

• Pratiquer fréquemment une activité sportive de plein air

À tout âge et en toutes saisons il est possible de trouver une oxygénation adaptée à notre condition physique.

Prendre conscience de nos mauvaises attitudes corporelles et les corriger dès que possible. Contrôler sa démarche et rectifier sa position assise dès que nous repérons son incorrection.

• Pratiquer une gymnastique corrective adaptée.

• Savoir se détendre et ne pas se laisser emporter par les pensées négatives.

• Conserver une activité intellectuelle et culturelle régulière.

• Avoir une vie sociale

Il est possible de se rendre utile en donnant de son temps ou de la sympathie. Dans toutes les villes les associations d'entraide sont nombreuses : bénévolat, aide aux plus démunis, aide aux personnes âgées, visites d'enfants dans les hôpitaux, lecture pour les non-voyants, soins de sa famille ou de son voisinage...

C'est ici le moyen de ne pas faire de sa cessation d'activité une "retraite". Ne pas vous couper de la vie active retardera - même définitivement - le temps où vous donnerez l'impression à vos proches d'être coupé du monde "dans votre univers" .

Cette vigilance portera ses fruits rapidement. Très vite vous retrouverez jeunesse et vitalité. Votre caractère également risque de se modifier. Vous deviendrez plus attrayant et serez recherché pour votre bonne compagnie.

II - LES CARACTÉRISTIQUES CORPORELLES

En vieillissant les muscles inactifs s'atrophient. Le rachis prend certaines habitudes gestuelles ou posturales. La musculature profonde de la colonne vertébrale étant peu sollicitée, celle-ci moins soutenue va être en proie aux déformations.

Notre colonne peut s'incliner :

- en rotation,
- d'avant en arrière,
- latéralement.

Elle peut également cumuler les deux inclinaisons.

La déformation risquera de s'installer :
- latéralement (type scoliose)
- en haut : voussure (type cyphose)
- dans les lombaires : cambrure (type lordose)

À QUELLE "FAMILLE" APPARTENONS-NOUS ?

Le corps des personnes sédentaires risquera d'évoluer vers l'une de ces déformations. Pratiquer régulièrement une gymnastique corrective permettra de stopper cette tendance.

• ***La tendance ✻ : risque de cyphose***
- nuque en arrière
- haut du dos voûté
- épaules peu souples
- poitrine rentrée
- le dos semblant tout d'un bloc
- douleurs d'épaules, de nuque, bosse de bison

• ***La tendance ■ : risque de lordose***
- très cambré
- problèmes lombaires
- usure des hanches
- problèmes de genoux
- abdomen souvent proéminent

- ***La tendance ▼ : type scoliose***
  - bas du dos très raide
  - peu de souplesse des jambes
  - lombaires parfois soudées
  - problèmes de genoux
  - les épaules et le bassin décalés
  - le dos est déséquilibré latéralement

Prendre le plus souvent possible conscience de notre structure vertébrale permettra de prévenir ces différents risques de déformation.

Les séances proposées dans ce manuel seront classées par famille. Chacune d'elles proposera une gymnastique corrective simple et attrayante adaptée à chaque classification. Vous trouverez les exercices qui vous soulageront, redresseront ou assoupliront votre dos en fonction de votre morphologie de base. Pour ceux qui veulent travailler de façon plus variée, des exercices spécifiques seront présentés.

À vous alors de construire votre leçon…

CHAPITRE I

OBJECTIF : NE PAS VIEILLIR

I - QUELQUES CONSIGNES ET CONSEILS

Prenez la vie du bon côté et ne vous couchez pas sans avoir repéré dans chaque journée une petite joie.

- Continuez à soigner votre "look"
  - achetez des habits neufs
  - changez de coiffure ou de couleur, de maquillage
  - portez des bijoux même de fantaisie fréquemment.
  - jetez (ou donnez) les vêtements irrémédiablement tachés et faites le tri dans votre vestiaire.
- Continuez à recevoir
  - faites-vous un nouveau réseau de relations
  - intégrez-vous dans un groupe sportif ou culturel.
  - faites le premier pas, même s'il vous coûte.

• Aider les personnes en difficulté permet de relativiser sa propre solitude ou ses maux physiques.

• Cuisinez, pourquoi pas une tarte le dimanche même pour vous seul.

• Regardez la nature avec un œil neuf, en vous émerveillant des couleurs, des odeurs. Écoutez le silence. Vous améliorerez votre faculté auditive, votre odorat. Et quelle joie calme !

• Intégrez-vous à la jeunesse sans la comparer à celle de vos souvenirs. Écoutez les adolescents, ils ont besoin de votre sérénité. Aidez les enfants dans leur scolarité si vous en avez la possibilité.

• Acceptez que les enfants soient un peu bruyants.

• Sortez, théâtre, concert, cinéma, restaurant... même le soir si vous êtes accompagné ou motorisé.

• Lisez un livre par mois, recherchez les émissions culturelles. Préférez-les à la radio qui sollicite plus d'attention que la télévision trop passive.

• Écoutez des disques, achetez-en. Allez à des expositions de peinture, dans les musées. Ayez des projets de voyages.

• Changez vos pantoufles. Au sens propre et au figuré : chez soi on a quelquefois tendance à une certaine désinvolture. Soyez savamment négligé. Faites des petites folies, des petites bêtises, tout est bon pour sortir de la routine. Et pourquoi pas un week-end à l'aventure, sans réserver d'hôtel ? (en évitant bien sûr les jours rouges).

Et maintenant continuez vous-même la liste en ajoutant au moins trois consignes. On recherchera votre compagnie.

II - ANATOMIE

LA COLONNE VERTÉBRALE

Imaginez un échafaudage de petites pièces empilées les unes sur les autres et séparées par des coussinets de taille différente. Celui-ci aurait la flexibilité d'un roseau.

COLONNE VERTÉBRALE

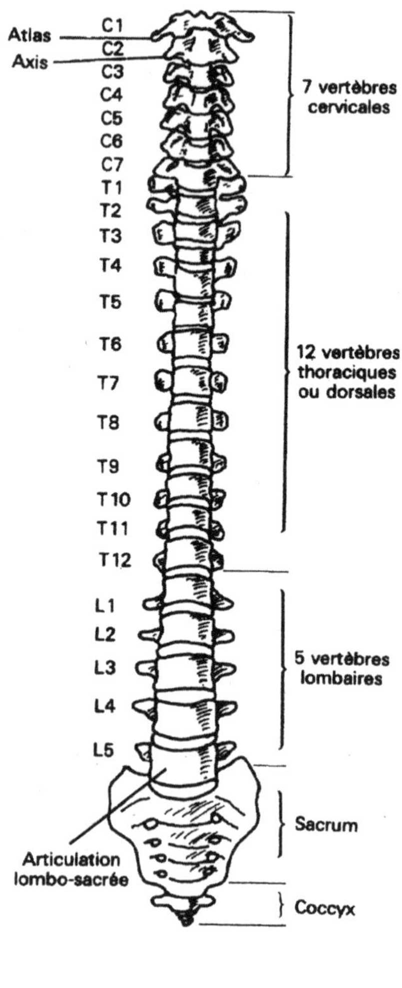

Pour que cette construction puisse tenir debout, elle devra répondre à certaines règles d'équilibre très complexes.

Afin de répartir les charges sans trop fatiguer le dessous de la pile, l'ingénieur a imaginé des courbures antéro-postérieures.

La colonne est formée d'environ 33 vertèbres et décomposée comme suit :

- 7 cervicales
- 12 dorsales
- 5 lombaires
- 5 vertèbres sacrées soudées : le sacrum
- 4 vertèbres soudées environ : le coccyx

Ces vertèbres sont séparées par des disques intervertébraux. L'ensemble est relié par des muscles et des ligaments.

Ses deux qualités majeures :

- Rigidité : afin de pouvoir conserver la statique
- Souplesse : pour pouvoir se mouvoir librement dans la vie quotidienne.

Afin d'assurer la répartition des charges, 4 courbures :

- 1 courbure cervicale en convexité avant (lordose)
- 1 courbure dorsale en convexité arrière (cyphose)
- 1 courbure lombaire, à nouveau en convexité avant (lordose)
- 1 courbure sacro-coccygienne convexe en arrière et rigide.

Cette alternance permet à la colonne de résister à des pressions dix fois plus fortes que si la colonne était parfaitement verticale.

Maintenant imaginez un serpent, il n'est que colonne vertébrale, et voyez-le se mouvoir. Quand le haut de son corps part sur le côté, la courbure suivante s'effectue automatiquement du côté inverse pour revenir au côté initial. Notre colonne obéit aux mêmes lois physiques, mais la sédentarité réduit parfois la souplesse de cet arc sinueux.

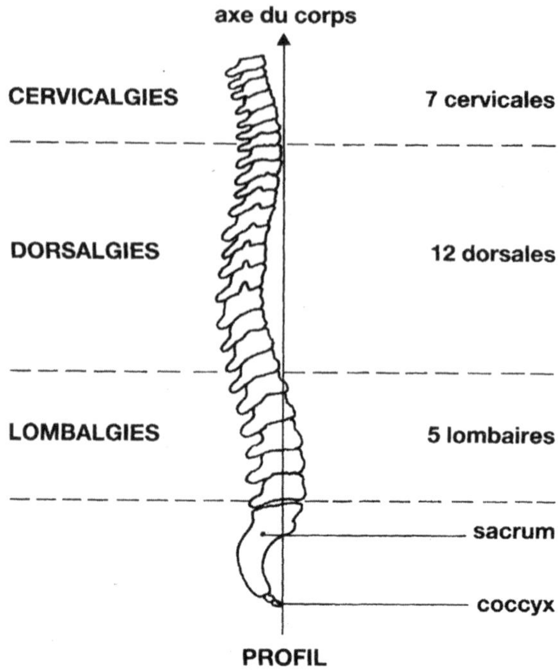

Cette souplesse est maintenue par :
- La conformation des vertèbres
- La présence de disques intervertébraux

• ***La vertèbre***

Elle est composée schématiquement d'un corps vertébral, d'une surface articulaire et d'apophyses (transverses et épineuses).

• ***Les disques***

Ils ont fonction d'amortisseurs. De tailles différentes suivant leur placement, ils sont formés d'un noyau et d'un anneau fibreux.

QUEL SERA NOTRE TRAVAIL POUR ENTRETENIR UN DOS EN BONNE SANTÉ ET RETARDER L'APPARITION DES DOULEURS ?

1 - MUSCLER : afin de consolider cet échafaudage,

2 - ASSOUPLIR : pour conserver le plus longtemps possible l'amplitude des mouvements,

3 - ÉTIRER : afin de conserver les espaces intervertébraux et d'éviter le tassement des disques.

Mais le corps forme un tout. Si le dos est raide, le bassin perd de sa mobilité, les épaules se tassent, la nuque s'engonce et les ligaments et les muscles des membres inférieurs se durcissent. Nous travaillerons donc à assouplir, muscler et étirer le corps dans sa globalité. C'est en prenant conscience de ce "tout" merveilleusement agencé que la stature se modifiera, le dos se redressera réellement. Les tensions disparaîtront et vous sentirez les douleurs s'estomper.

Mais pour cela, il ne faut pas ranger ce manuel dans un tiroir !

III - PROBLÈMES RENCONTRÉS

• LES LÉSIONS DU CORPS VERTÉBRAL

Nous avons vu qu'entre chaque vertèbre se situe un disque fibro-cartilagineux. Son utilité : amortir les chocs, permettre les mouvements (flexion, extension, inclinaison et rotation). Une capsule entoure ce disque et transmet au cerveau la sensibilité. Ce disque se compose lui-même d'une sphère déformable mais incompressible. Cette sphère doit rester maintenue par le noyau. Celui-ci adhère aux corps vertébraux. Il a une structure élastique lui permettant d'absorber les pressions émises par les mouvements et les chocs. Mais malheureusement au fil des années, ce disque se déshydrate et diminue en épaisseur. Il se lézarde, ne gaine plus suffisamment le noyau et laisse place à la douleur. Si nous ne prenons pas garde, le noyau se projette sur l'arrière et les ligaments intervertébraux se verront comprimés. Une activité physique adaptée et l'attention portée à nos postures dans la vie quotidienne retarde son altération.

Nous avons vu l'échafaudage de ces vertèbres. Il paraît maintenant logique que la charge de la partie supérieure de notre corps soit portée surtout par la dernière "vraie" vertèbre : la cinquième lombaire. Afin de lui permettre d'absorber les pressions, le disque lui correspondant est plus épais que les autres. Savez-vous qu'en position verticale il doit répondre à une pression d'environ 50 kg ?

Mais en flexion, celle-ci avoisine les 300 kg. C'est pourquoi le renforcement des lombaires et leur étirement reste primordial pour conserver une bonne verticalité et assurer la mobilité du bas du dos et du bassin.

• LES DÉFORMATIONS ET LES MALADIES

Attention aux enfants !

Les déformations du rachis apparaissent dans l'enfance entre 5 et 13 ans. Il convient de faire suivre les enfants afin de déceler les éventuelles anomalies de la colonne. Une activité sportive régulière et un bon contrôle des postures éviteront sa déformation. Prise de bonne heure, la rééducation fonctionnelle est extrêmement efficace. Les méthodes modernes sont ludiques, on est loin de la gymnastique corrective des années cinquante. Évitez de répéter "tiens-toi droit" ! La colonne vertébrale, nous l'avons vu, n'est pas droite. L'enfant alors avalerait un parapluie et tirerait ses épaules en arrière, provoquant une posture anti-anatomique du sternum et de la ceinture scapulaire. Ne le laissez pas pour autant s'affaler dans un moelleux fauteuil et s'avachir sur la table. La formule "redresse-toi" lui parle beaucoup plus. En outre, il a été prouvé que les enfants ayant une statique correcte et particulièrement les enfants sportifs sont plus aptes à se concentrer lors d'efforts intellectuels que leurs camarades apathiques.

• LA DOULEUR

La douleur est le signal d'alarme d'un dysfonctionnement. Les informations sont transmises au cerveau par le système nerveux. Un ligament peut se froisser, un nerf se pincer ou un muscle se crisper ou se tétaniser (crampes), ou simplement se fatiguer. Dans le cas de courbatures musculaires, le muscle secrète un excédent d'acide lactique qui le brûle momentanément et provoque cette douleur passagère.

Les douleurs articulaires

Les articulations constituent les zones de contact entre les os. Elles sont recouvertes d'un cartilage lisse lubrifié par le liquide synovial. Un manchon fibreux s'insère sur la surface articulaire : la capsule. Des ligaments renforcent les attaches de la capsule.

Les douleurs ligamentaires

Elles apparaissent lorsque les ligaments ont été trop étirés, soit au cours d'efforts musculaires trop intenses, soit lors d'un faux mouvement.

Les douleurs au niveau de l'articulation proprement dite peuvent parfois être cause d'une usure des cartilages. La surface articulaire étant alors réduite, la protection est mal assurée et c'est la surface osseuse qui entrera en contact avec l'articulation voisine. C'est ici le cas de l'ARTHROSE.

L'ARTHRITE pour sa part est due à l'inflammation passagère de la membrane synoviale de l'articulation. La douleur est souvent plus présente au repos ou la nuit et s'atténue lorsque l'articulation fonctionne.

LE RHUMATISME est une inflammation due à la dégénérescence articulaire.

• LES DÉVIATIONS DE LA COLONNE

La lordose

Nous avons vu que le rachis présentait des courbures à concavités antérieures, postérieures et antérieures. L'exagération de la convexité antérieure s'appelle la lordose. Cette déformation se situe au niveau lombaire, la position naturelle reins en arrière s'est alors transformée en un cambré, très féminin, mais cause de nombreuses douleurs.

La cyphose

C'est l'exagération de la convexité postérieure. Le haut du dos s'arrondit et provoque parfois une gibosité.

La scoliose

Souvenez-vous de l'image du serpent dont le corps irait sur le côté, la partie inférieure de celui-ci cherchant le placement opposé. La scoliose est, dans la majeure partie des cas, double. La déformation vertébrale est latérale. Une gibosité (bosse) peut apparaître au niveau dorsal ou au niveau lombaire.

Dans tous les cas de figure, il convient de remuscler le dos en profondeur, d'assouplir le rachis et les articulations avoisinantes et d'étirer muscles et ligaments. La souplesse ainsi retrouvée permettra au dos de se défendre plus facilement contre les mauvaises postures et les douleurs dues aux positions statiques trop prolongées.

En regard des douleurs articulaires proprement dites, en renforçant les muscles et ligaments, la tenue de l'articulation sera plus grande. Les muscles renforcés pallieront aux faiblesses de l'articulation. Assouplir l'articulation au niveau ligamentaire réduira les risques de frottement osseux. C'est pourquoi il convient de traiter le corps comme un tout, une machine merveilleuse où rien n'est à négliger. Ne s'occuper que la zone douloureuse déplace le problème sans le régler.

• LES PROBLÈMES DÛS AU VIEILLISSEMENT

L'ostéoporose

Elle est caractérisée par une diminution de la masse osseuse. L'os devient poreux et de ce fait se fragilise, laissant la porte ouverte aux fractures. Chacun sait que dans les cas de fracture du col du fémur chez les personnes âgées, c'est le plus souvent l'os de l'articulation coxo-fémorale qui se brise et entraîne la chute. Les femmes, protégées durant leur vie génitale par les œstrogènes, perdent au cours de la ménopause cette hormone qui assurait la protection et l'équilibre de la substance osseuse. Il conviendra d'opter pour une alimentation riche en laitages permettant de couvrir les besoins en calcium de l'organisme. Alliée souvent à la prise d'œstrogènes médicalement prescrits, cette hygiène de vie diminuera les risques de dégénérescence de la masse osseuse. Il a été toutefois reconnu que la pratique d'une activité physique régulière diminuait considérablement l'ostéoporose.

IV - CONSEILS POUR PRATIQUER DANS LES MEILLEURES CONDITIONS

Composez votre séance à la carte en choisissant au gré de votre envie un exercice de chaque série. Vous pourrez ainsi sans vous lasser travailler de façon variée. Le travail musculaire est plus intensif si on change fréquemment d'exercice. Afin d'obtenir le meilleur entraînement, voici quelques conseils.

• PRENEZ RENDEZ-VOUS

En effectuant votre gymnastique à jour et heure fixe, vous instaurerez des habitudes. Dégagés de toute contrainte horaire, nous tendons à reculer l'échéance... jusqu'à renoncer. Travaillez de préférence le matin après un petit-déjeuner équilibré, ou le soir vers 18 heures si vous êtes en activité.

• LA FRÉQUENCE

Outre la gymnastique de réveil qui peut être pratiquée tous les jours, effectuez une fois par semaine la séance spécifique. Inutile de vous surcharger de contraintes, la régularité seule est gage de progrès. Deux à trois séances par semaine suffisent en entretien si vous vous investissez dans votre pratique.

- En cas de douleur

Si vous êtes en crise d'arthrose ou de rhumatisme, grippé et courbatu, vous êtes bien évidemment exempté de gymnastique. Recommencez le travail doucement et progressivement dès que vous serez rétabli.

• COMMENT TRAVAILLER DANS LES MEILLEURES CONDITIONS ?

Allongé(e) au sol, dois-je mettre un coussin sous ma tête ?

Cela dépend plus de votre morphologie que de votre confort. La rectitude de la nuque doit être respectée et le cerveau ne doit pas être placé plus bas que le cœur.

Surélever la tête inutilement déformerait la colonne cervicale qui se renforcerait alors en hyper flexion.

Testez vous-même. Allongez-vous et voyez la position de la tête :

- Soit celle-ci est bien droite, le menton bas et dans ces conditions il n'est pas souhaitable de la soutenir d'un coussin.

- Soit la tête est trop en arrière et un coussin léger est nécessaire pour maintenir la nuque dans l'axe de la colonne.

Note : certaines personnes sujettes aux reflux gastriques ou aux vertiges devront surélever exagérément la nuque. Il est alors impératif de se placer en position haute : un coussin sous les épaules et la nuque en plus de celui destiné à surélever le crâne.

• LA RÉGULARITÉ DE VOTRE PRATIQUE

Ne laissez pas passer quinze jours sans effectuer votre gymnastique. Même la séance de cinq minutes s'il le faut. Toutefois, en voyage, chez des amis, oubliez tout cela et détendez-vous sans scrupules. Hors de chez nous, nous n'avons pas la disponibilité nécessaire pour pratiquer une discipline habituelle.

Notez vos progrès, la fréquence à laquelle vous pratiquez la séance, le nombre de répétitions d'exercices.

Notez vos points faibles et renforcez-les. Choisissez parmi les exercices qui vous font le plus travailler et pratiquez-les régulièrement.

N'allez jamais jusqu'à la fatigue et soyez à l'écoute de votre corps. Lorsque vous commencez à sentir que le muscle travaille, c'est là que s'effectue le renforcement musculaire. Donc ne vous arrêtez pas, continuez 2, 5 ou 10 fois l'exercice selon sa difficulté.

• ATTENTION À LA MAUVAISE GYMNASTIQUE

Si une gymnastique appropriée développe le corps harmonieusement, le restructure et le maintient en bonne santé, toutes les gymnastiques ne sont pas bonnes à pratiquer. La gymnastique ne doit pas être une punition, ne doit pas causer de douleur, et doit développer les qualités physiques (équilibre, souplesse, puissance, détente...) Vous devez vous sentir bien, même si une légère fatigue se manifeste le lendemain et le surlendemain. Ne cherchez pas à aller au delà de vos limites et respectez celles de votre dos et de vos articulations.

Devons-nous ressentir des courbatures pour nous être correctement entraîné ?

Les courbatures apparaissent quand le muscle a été brûlé par l'excès d'acide lactique que nous avons secrété. Elles surviennent en général le lendemain ou le surlendemain de l'effort. Celles-ci sont considérablement réduites si vous pensez à respirer correctement. L'apport régulier d'oxygène transmis dans le sang alimente la masse musculaire. Toutefois les courbatures sont normales si vous êtes sédentaire et commencez à entretenir votre corps ou lorsque vous changez d'activité.

• DES IDÉES REÇUES À OUBLIER

VOICI QUELQUES INTERDITS QU'IL FAUDRA DÉFINITIVEMENT CHASSER DE VOTRE MÉMOIRE GYMNIQUE.

CERTAINES MÉTHODES APPARTENANT AUX PIONNIERS DE LA GYMNASTIQUE SONT MAINTENANT UNANIMEMENT PROSCRITES PAR LES DIVERS CORPS DE MÉTIERS MÉDICAUX ET SPORTIFS.

1 - Les abdominaux jambes au ras du sol

Pour le travail des abdominaux en position couchée, les lombaires devront être impérativement plaquées au sol. Par la charge des jambes, si celles-ci ne sont pas placées au dessus du bassin, les lombaires se creusent provoquant un tiraillement dangereux. Le psoas et l'iliaque, muscles très fragiles de la hanche sont beaucoup trop sollicités.

2 - Les grandes flexions rapides

Vos genoux sont-ils capables de relever le poids de votre corps si rapidement ? Si vous souffrez d'arthrose, d'épanchement de synovie, ou d'usure de cartilage, la réponse est NON. Les grandes flexions sont beaucoup plus efficaces pour muscler les cuisses quand elles sont effectuées lentement en se tenant.

Il existe un test cardiaque appelé *Test de Ruffier-Dickson*, consistant à effectuer 30 flexions en 45 secondes, puis 30 autres à une minute d'intervalle afin de rencontrer une fréquence cardiaque théorique de 220 pulsations moins l'âge du sportif. (Par exemple 220 - 55 ans = que votre cœur devra battre à 165 pulsations maximum après cet exercice). Vos genoux ne l'entendront pas de cette façon. Et si votre cœur lors de ce test dépasse les fameuses 165 pulsations / minutes ? Que se va t-il arriver ? Devra t-on vous interdire la pratique d'une gymnastique douce ou d'un cours de yoga ? Assurément, ce test est nécessaire pour tout sport intensif et tout travail en anaérobie (plongée sous-marine, sports de combats rapides ou violents, sports de ballon, tennis...) Mais certains médecins trop consciencieux feront pratiquer ce test à des patients venus les consulter pour pratiquer une gymnastique d'entretien, de la natation ou du yoga. Nous les laissons exercer leur art, mais un test cardiaque de cette violence pour les articulations est peut-être moins approprié qu'un examen de santé général, un contrôle de l'alimentation ou une surveillance de la tension.

3 - La marche dite en canard

Les articulations du genou sont doublement malmenées (rotation externe avec un effort en flexion maximale).

4 - Les mouvements brusques de la nuque

Toutes les articulations fragiles doivent être sollicitées lentement. Mais ne tombez pas dans l'excès inverse en ne bougeant plus la tête par peur de vous coincer les cervicales. La nuque se raidirait très vite. Arrêter le mouvement de la nuque avant l'apparition de la douleur est sans aucun danger. Vous conserverez alors la souplesse et la mobilité de votre rachis cervical.

5 - Les relevés du haut du dos, mains sur la nuque avec le dos droit

Si relever la tête et les épaules est le meilleur moyen de faire travailler les abdominaux du haut, il convient d'effectuer ce mouvement avec le dos arrondi. Dos droit, le pincement serait trop intensif au niveau de la charnière lombaire.

6 - Les coups rapides, debout en se penchant en avant pour aller toucher les pieds

Le sportif croit en pratiquant cet exercice assouplir son dos et ses ischios-jambiers. Or il s'agit - s'il est effectué rapidement - d'un exercice de musculation de la charnière lombo-sacrée. Mais le dos est mal positionné pour une musculation et vous risquez l'apparition de douleurs lombaires en vous relevant.

Si l'objectif est l'assouplissement, cet exercice est efficace. Il faut L'EFFECTUER LENTEMENT en pensant à bien synchroniser la respiration.

7 - Les à-coups et secousses dans la colonne vertébrale de quel ordre soient-ils

(Petits rebonds pour aller toucher ses pieds, debout, assis...)

Encore une fois vous exercez une musculation sur un dos mal placé. Expirer lentement en descendant vers les pieds, rester dans la posture et inspirer en détendant est beaucoup plus efficace à court et à long terme.

V - QUELQUES PETITS CONSEILS DE SANTÉ

• POUR ÉVITER LA PERTE DE CENTIMÈTRES DUE AU TASSEMENT VERTÉBRAL

- Effectuez tous les matins une minute d'étirements avec le dos bien placé.

Il est vrai que suivant les heures de la journée, notre taille est différente. Le matin, nous avons deux centimètres de plus que le soir. En dormant, les disques intervertébraux se réhydratent. Les muscles plus détendus sont plus longs. Au cours de la journée, nous perdons une partie de cette eau. Tout comme l'hydratation de la peau, celle de nos tissus est limitée. Donc nous nous tassons en vieillissant. Mais nous pouvons ne perdre que deux ou trois centimètres quand certains sédentaires vont jusqu'à en perdre dix. S'étirer consciencieusement tous les matins permet de retrouver les trois quarts des centimètres perdus si ce rapetissement est toutefois récent.

• L'ARTHROSE DES DOIGTS : "PRENDRE DES GANTS"

- *Les mains sont soumises aux intempéries.* Passage de 21° dans l'appartement à 5° dehors en hiver sans que l'on prenne la précaution de prendre des gants, lavage des mains à l'eau trop chaude, comme nous malmenons ces merveilleux outils. Voici quelques règles à observer simplement pour éviter d'avoir mal.

- *Lavez-vous les mains à l'eau tiède* et séchez-les bien consciencieusement afin d'éviter la déhydratation des tissus. Mettez de la crème deux fois par jour en massant les articulations. Celles-ci composées de tout petits os sont fragiles et peu protégées par les graisses.

- *Un ami de l'arthrose : le congélateur.* Vos mains vont passer en quelques secondes de +20° à -17°. Bien évidemment l'article recherché se trouve tout au fond de l'appareil ! Et nous en profitons pour mettre un peu d'ordre dans le compartiment ! Alors si vous êtes sujet à l'arthrose ou aux rhumatismes, enfilez des gants de caoutchouc le temps de fouiller dans le congélateur.

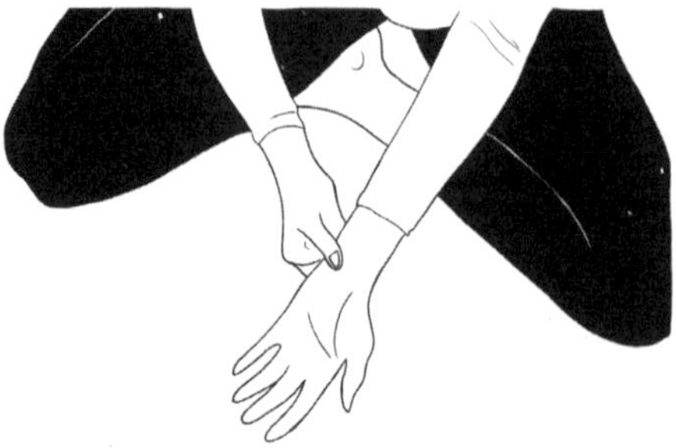

- Massez fréquemment vos poignets en tournant avec vos pouces dans le sens des aiguilles d'une montre. Ce petit massage apaise et fait baisser la tension.

• CRISPATION DANS LA NUQUE

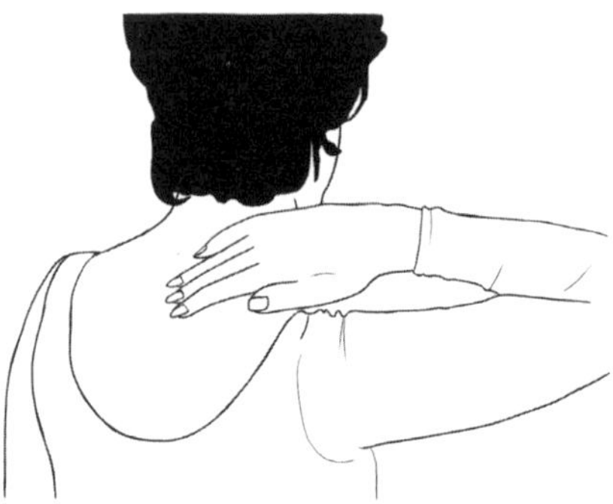

- En période de froid, massez la base de la nuque fortement afin de la chauffer. Vous fermez ainsi la porte au nez aux rhumes.

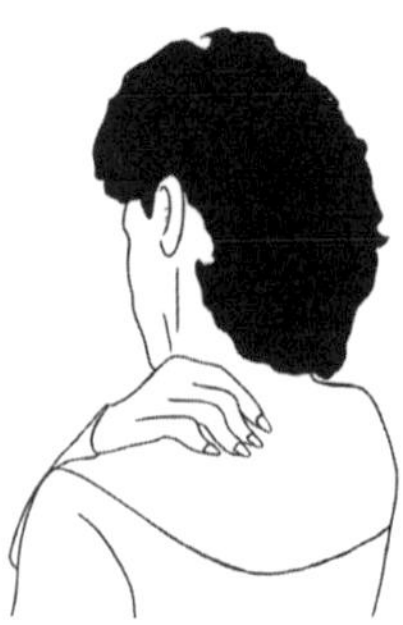

- En cas de crispation dans la nuque, masser le trapèze. Le saisir fortement et le presser sur l'expiration améliore la détente de la région cervicale.

Voir page 63, l'exercie n° 1.

VI - QUELQUES PETITS CONSEILS DE BEAUTÉ NATURELLE

LES ONGLES

Tout comme les cheveux et la peau, les ongles trahissent votre état de santé :

- Évitez de les agresser avec le jus de citron qui soit disant blanchit les mains. Celui-ci est un décapant puissant.

- Massez-les avec une goutte d'huile de ricin, vous les nourrirez sans durcir les cuticules. L'huile de ricin est en plus très bon marché et riche en vitamines.

- Si ceux-ci sont mous, frottez-les avec une gousse d'échalote. Ils durciront très vite, mais attention n'oubliez pas de les nourrir en plus, sinon ils seront fins et durs et deviendront cassants.

LES CHEVEUX

- Un shampoing naturel : un jaune d'œuf et un bouchon de rhum. Laissez appliqué deux minutes et rincez normalement. Pour des cheveux brillants, quelques gouttes de vinaigre dans la dernière eau de rinçage feront merveille.

- Pour des cheveux en bonne santé, massez votre crâne régulièrement.

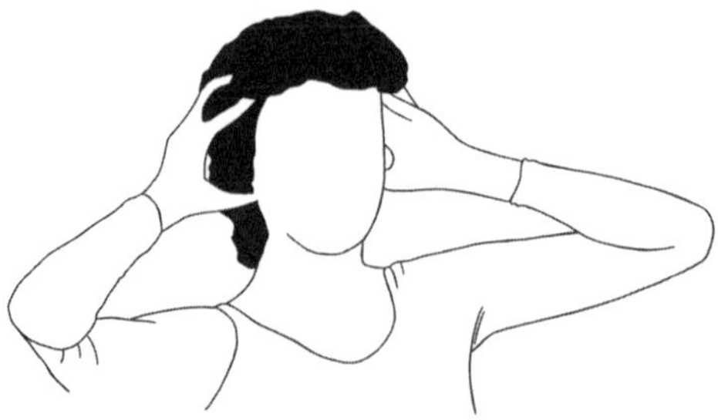

- À l'aide de la pulpe des doigts, décollez la peau du crâne, vous retardez ainsi la chute des cheveux due au vieillissement et retrouvez détente et bien-être.

LE VISAGE ET LE CORPS

Méfiez-vous des masques de beauté improvisés. Évitez :

- Le jus de citron sur le visage ou sur le corps (y compris l'épilation dite orientale), le citron contient un décapant puissant : l'acide citrique.

- L'argile, très riche en oligo-éléments, cette terre merveilleuse ne doit pas être appliquée sur la peau jusqu'à dessiccation.

Vous pouvez toutefois effectuer des masques de beauté à l'argile en respectant bien les consignes suivantes :

1) Évitez le tour des yeux et le tour de la bouche.

2) Ne pas laisser appliqué trop longtemps (risques de picotements).

3) Ne jamais laisser l'argile sécher sur le visage. Le masque prendrait alors l'eau des tissus cutanés et déshydraterait l'épiderme. Même si c'est au moment où l'argile commence à sécher que nous avons cette sensa-

tion de lifting, il convient de réhydrater le masque à l'aide d'un pulvérisateur, ou mieux, de rincer abondamment à l'eau tiède.

4) Séchez toujours la peau en profondeur (à l'aide d'un mouchoir papier par exemple), et appliquez en abondance une crème hydratante après ce masque.

❄

On ne peut parler d'activité physique sans parler de la respiration. Le chapitre suivant nous permet de comprendre le mécanisme de la fonction respiratoire.

VII - LA RESPIRATION

La respiration est une fonction vitale qui peut être soit consciente soit inconsciente, volontaire ou involontaire. Elle possède la particularité de pouvoir être contrôlée, régularisée et par là-même, utilisée à des fins thérapeutiques. Elle est la base de la relaxation comme celle de la pratique sportive.

La mécanique

L'air entre dans le corps par les voies aériennes supérieures - le nez, ou éventuellement la bouche - pénètre dans la trachée puis les bronches et les bronchioles qui constituent l'arbre bronchique, jusqu'aux alvéoles pulmonaires. Les poumons reçoivent ainsi de l'oxygène, du gaz carbonique et de l'azote. Le sang se charge de recueillir l'oxygène qui alimentera l'organisme.

Suivant la respiration pratiquée, la capacité d'absorption de l'oxygène est variable.

Vous êtes énervé, stressé, votre respiration se situera au dessus de la poitrine. La quantité d'air absorbé sera alors limitée à 1 litre 8, soit 25% de la capacité pulmonaire.

Votre respiration est inconsciente et votre état physique et mental est "normal", vous optez instinctivement pour la respiration médiane, et absorbez 2 litres 100, soit 35% d'air supplémentaire.

En état de relaxation, avec l'aide de la conscience, la respiration diaphragmatique ou respiration abdominale vous apporte 40% d'air supplémentaire, soit 2 litres 3.

L'utilisation de l'apport exagéré en oxygène

Qui n'a pas le souvenir de la "tête qui tourne", d'une sensation d'ivresse ou d'une excitation allant parfois jusqu'à l'insomnie lors d'un premier jour en altitude ? Le bon air de la montagne est plus riche en oxygène que celui respiré habituellement en plaine ou en ville ; le vent fort des bords de mer de la côte Ouest provoque également ces phénomènes.

Nous verrons comment l'apport d'oxygène par une respiration amplifiée procure une réelle remise en forme. Le cerveau lui-même se trouve mieux alimenté. Le sang plus riche alimente les muscles et réduit ainsi les risques de courbatures.

Lors du travail en hyper ventilation (respiration rapide et amplifiée) nous retrouvons très rapidement les sensations de bien-être au grand air. Toutefois ces exercices doivent rester de très courte durée et être stoppés avant que la tête ne tourne. Ils sont déconseillés aux personnes ayant des problèmes cardiaques ou pulmonaires, en cas de fièvre ou d'anémie.

Vous connaissez ces exercices pour les pratiquer instinctivement chaque fois que vous vous retrouvez à la campagne si vous êtes citadin, ou lorsque vous changez de climat.

OUVREZ LA FENÊTRE

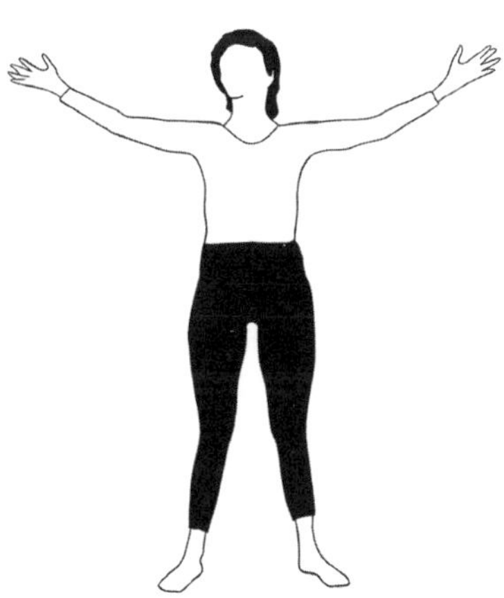

- Sentez l'air venir du dehors (ou mieux allez dans le jardin ou sur le balcon si vous en avez la possibilité). Placez-vous debout confortablement.

- INSPIREZ : ouvrez les bras et sentez l'air entrer dans votre nez, dans votre gorge, dans vos poumons. Vous oxygénez tout votre organisme.

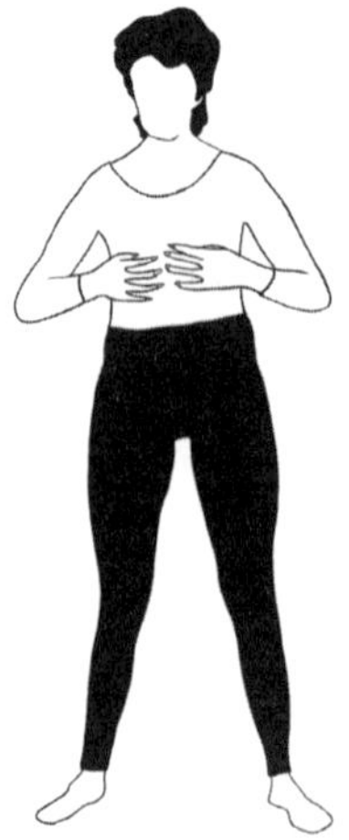

- Expirez : refermez les bras et suivez mentalement le trajet de l'air.

L'individu adulte effectue de 8 à 14 respirations/minute. Effectuez ainsi une vingtaine de respirations en accélérant le rythme.

Sentez-vous l'amplitude de votre cage thoracique ?

Vous développez votre capacité pulmonaire, tonifiez vos intercostaux et assouplissez votre cage thoracique.

Quelle sensation de tonicité et de bien-être déjà, au bout d'une minute. Mais c'est tout pour aujourd'hui ! Travaillez très progressivement. Puis au fil du temps vous pourrez sur une minute effectuer jusqu'à 40 respirations. Vous assouplirez ainsi le diaphragme qui massera vos viscères et facilitera la digestion.

Le diaphragme

On ne peut parler de respiration sans parler du diaphragme. De par sa conformation, le diaphragme est le plus puissant de tous les muscles du corps humain. Sa force lui vient de ses fibres musculaires concentriques tandis que tous les autres muscles du corps humain possèdent des fibres parallèles.

Vous avez confiance en montant sur un vélo car ses rayons croisés pourront supporter le poids de votre corps, des rayons droits pourraient-ils tout au plus supporter celui d'un jeune enfant. Les muscles du diaphragme sont croisés ainsi autour d'un noyau concentrique, c'est ce qui lui donne cette force et cette puissance.

Ce grand muscle de la respiration est le muscle de la toux, du rire, du chant, du bâillement, des sanglots, de la peur... Voyez aussi sa position dans le corps humain : sous les côtes au niveau du centre émotionnel, au niveau du plexus solaire. Les grecs anciens plaçaient ici le centre de la conscience.

C'est encore lui qui aide au travail de la circulation, à celui du foie et de la rate, du pancréas, des intestins. Avec un tel travail, il est vrai qu'il vaut mieux être puissant !

Air chaud, air froid

Nous avons vu que l'air entrait par les voies aériennes supérieures pour aller dans les poumons. Imaginez l'air entrer dans le nez et sortir immédiatement par la bouche : le trajet est rapide, l'air n'a pas eu le temps de se réchauffer.

Faites l'expérience :

AIR FROID

- Placez votre main devant votre bouche (à environ 10 cm). INSPIREZ par le nez et SOUFFLEZ tout de suite par la bouche, comme si vous vouliez souffler une bougie.

- L'air qui ressort est froid, superficiel. C'est le fonctionnement respiratoire que nous utiliserons pour l'hyper ventilation tonifiante. L'apport d'oxygène est plus fréquent que lors de respirations amples et profondes, mais la durée de ce mécanisme devra être courte.

AIR CHAUD

- Placez à nouveau votre main devant votre bouche et cette fois-ci, INSPIREZ en sentant la respiration se placer jusque dans l'abdomen.

- EXPIREZ alors par la bouche. L'air est chaud, autrement dit, il provient des profondeurs de nos poumons. C'est l'air que nous utiliserons lors de la relaxation, la respiration ample, calme et profonde.

Respiration rythmée

Lors de la pratique d'un exercice physique, nous rendons naturellement la respiration proportionnelle à cet effort. De même que pour dire deux mots, nous ne prenons pas le même volume d'air que pour débiter une phrase très longue. Pour pousser une armoire ou lever simplement le bras, le volume d'air ne doit pas être le même. Mais nombreux sont les sportifs débutants qui ne savent pas respirer. Parfois la respiration s'inverse, ou alors, trop concentrés dans leur mouvement, ceux-ci oublient de respirer, c'est l'apnée. Le muscle n'a plus l'apport d'oxygène nécessaire à son effort. Il en résulte un essoufflement, une fatigue et un découragement là où l'on comptait trouver bien-être et détente.

Il est rarissime d'oublier d'inspirer. Mais on voit en revanche bien souvent lors d'un effort les lèvres se serrer fortement, bloquant ainsi toute ouverture respiratoire. Il suffit pour débuter d'apprendre à doser sa respiration.

Voici une manière toute simple de commencer sa séance :

PLACEZ-VOUS DEBOUT, LES BRAS LE LONG DU CORPS

- Laissez monter lentement les bras latéralement sur l'INSPIRATION et descendez-les sur l'EXPIRATION tout en conduisant le mouvement.

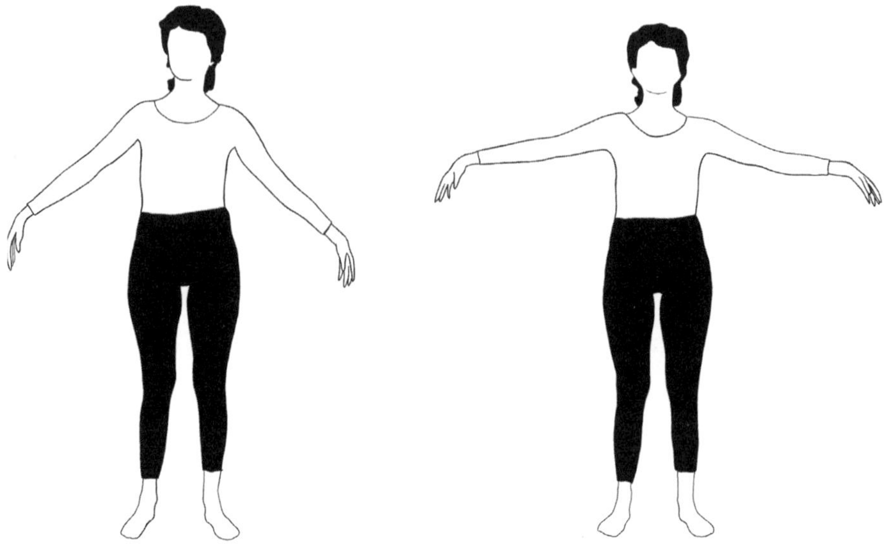

- Progressivement vous monterez de plus en plus haut, augmentant ainsi naturellement votre amplitude respiratoire. La respiration sera en accord avec le mouvement, rythmée, ni trop profonde ni trop superficielle.

Pour reconnaître les signes d'une bonne respiration :

- elle procure une sensation de fraîcheur et de bien-être
- elle ne provoque pas d'essoufflement
- la tête ne tourne pas
- la fréquence cardiaque ne s'accélère pas.

QUAND EXPIRER QUAND INSPIRER ?

D'une manière générale l'EXPIRATION se situe au moment de l'effort afin de chasser naturellement les tensions. L'INSPIRATION s'effectue au moment de l'étirement.

Instinctivement, lorsque nous refermons la cage thoracique nous expirons. Toutefois il est possible d'utiliser la respiration volontairement inversée afin de se servir de l'appel d'air pour favoriser l'assouplissement.

Lorsque la respiration n'est pas précisée, effectuez la respiration libre.

Respiration libre

Elle devra être rythmée régulièrement, la bouche restant très légèrement entrouverte.

Vous pourrez alors vérifier aisément sa régularité : si votre respiration se bloque, la bouche se serrera.

CHAPITRE II

GYMNASTIQUE CORRECTIVE COMBATTANT L'ÉVOLUTION VERS LA CYPHOSE

I - CARACTÉRISTIQUE

La nuque en arrière

Gainer cette région fragile qu'est la colonne cervicale évitera des cervicalgies et réduira l'apparition de torticolis et les douleurs d'épaules. Mais il convient de re-muscler progressivement et en douceur.

Les personnes sujettes à des troubles cervicaux doivent prendre des précautions et protéger leur nuque en cas de vent. Protéger surtout la partie basse de la nuque, les premières cervicales. C'est ici la "porte" de tous les courants d'air. La nuit, n'hésitez pas à porter un foulard de soie, surtout si vous dormez la fenêtre ouverte. Mais attention, on s'habitue à son port, il ne faudra plus sortir sans.

II - COMMENT DORMIR

Afin d'éviter les douleurs d'épaules et de cervicales, contrôlez votre position durant le sommeil. Il est très difficile de se déshabituer d'une position de sommeil. Le corps va rechercher son confort et son bien-être, et non pas la posture corrective qui lui permettrait de réduire les douleurs.

Voici des consignes facile à suivre afin de mieux se positionner pour la nuit.

Si vous dormez sur le ventre

Supprimez totalement l'oreiller qui maintiendrait votre nuque vrillée (extension & torsion latérale).

Si vous dormez sur le dos

C'est en effet la meilleure position, mais le corps a tendance à se refroidir plus vite qu'en position latérale. En outre, les personnes sujettes au ronflement verront cet inconvénient s'aggraver. Supprimez totalement le traversin, à la mode il y 50 ans. La plupart des cervicalgiques voient leurs douleurs s'amoindrir, rien qu'en suivant cette simple consigne.

Conservez toutefois un oreiller adapté, - oreiller cervical s'il vous a été conseillé - ou simple, souple et moëlleux. Placez-le sous le haut du dos, la nuque et la tête.

Si vous dormez sur le côté

La position n'est pas mauvaise si vous pensez à bien aligner votre corps en vous couchant. Au début, celui-ci reprendra ses mauvaises habitudes pendant la nuit, peu à peu il s'éduquera et ira même jusqu'à garder la position de début de nuit. Il est impossible de rectifier subitement des habitudes de longue date.

Position du dos et du bassin :

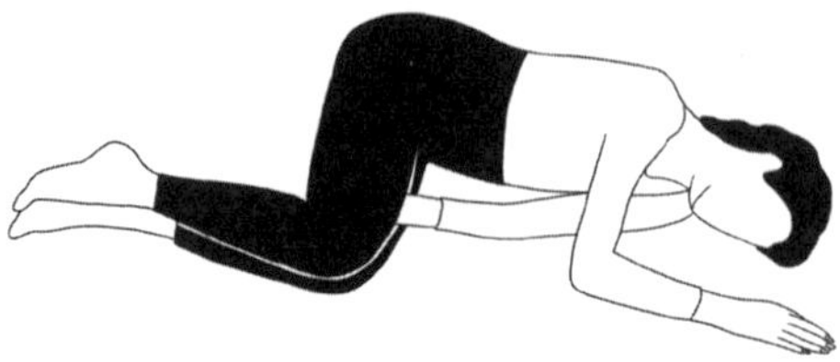

Il est conseillé de placer les hanches l'une au dessus de l'autre, les jambes légèrement fléchies. La colonne doit être droite. Les genoux et les pieds seront placés l'un sur l'autre.

Position des épaules :

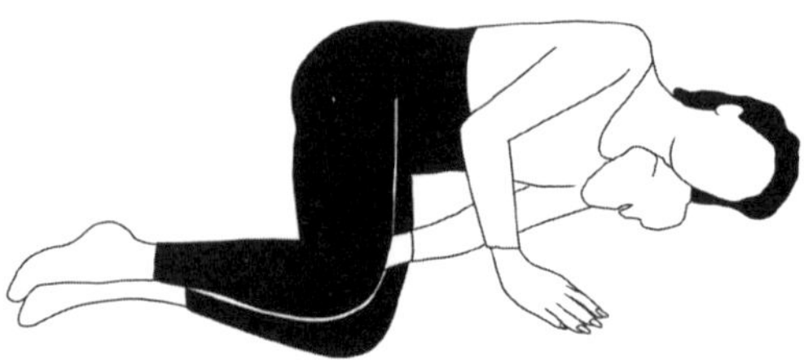

Celles-ci seront l'une au dessus de l'autre, la tête placée de profil. Mais l'épaule du bas a tendance à remonter vers l'oreille. C'est ici qu'interviendra la place de l'oreiller. Placez-le entre l'oreille et l'épaule, abaissez alors l'épaule du dessous et calez l'oreiller afin d'empêcher celle-ci de remonter. Vous obtiendrez le même confort et dormirez rapidement plus détendu.

Au réveil, prenez l'habitude de vous étirer consciencieusement et pratiquez les exercices de gymnastique adaptés.

III - GYMNASTIQUE DE RÉVEIL

Ces exercices sont conçus pour être pratiqués dans le lit avant de se lever. Ils ont pour but de préparer les articulations et réveiller les muscles en douceur. Oubliez donc la "gym à papa" en short devant la fenêtre au réveil pour adopter cette "gym paresse". Plus agréable et mieux adaptée au système nerveux - le corps sort du sommeil, et n'apprécie pas les douches froides -. Cette gymnastique lente sera peut-être plus efficace. "Mieux fait douceur que violence" !

1 - ALLONGÉ SUR LE DOS LES JAMBES BIEN DROITES, LES BRAS LE LONG DU CORPS

CONSIGNE : Ne pas bouger les bras, seules les épaules se soulèvent. Contrôlez bien le mouvement, ne levez qu'une épaule à la fois.

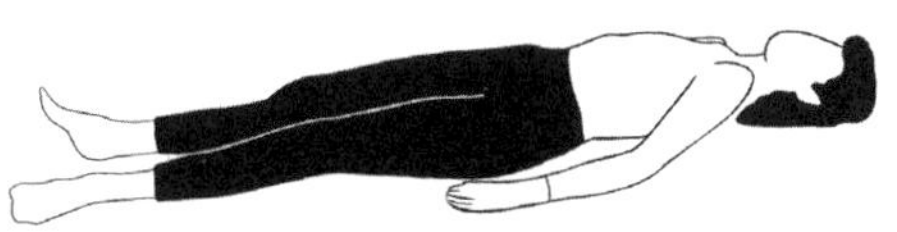

INSPIREZ : Montez une épaule vers le plafond.

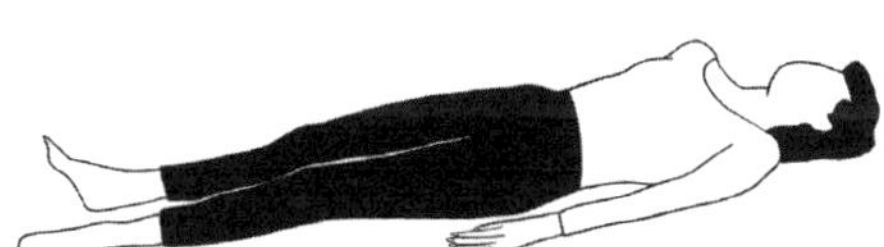

EXPIREZ : Relâchez-la d'un coup vers le matelas.

Vous déliez la septième cervicale et vos premières dorsales, et réduisez ainsi les risques de "bosse de bison".

Observez les différences existant entre les deux épaules.

2 - FLÉCHISSEZ LÉGÈREMENT LES JAMBES AFIN DE PLAQUER TOUT LE DOS SUR LE MATELAS, SAISISSEZ VOS COUDES (OU VOS AVANT-BRAS)

CONSIGNE : Ne pas lâcher les bras dans l'exercice. Essayez de ne cambrer ni les lombaires ni les cervicales, gardez le menton bas.

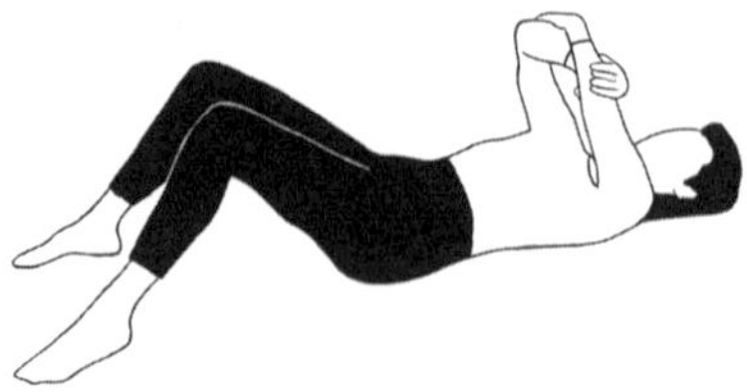

INSPIREZ : Envoyez vos bras derrière la tête.

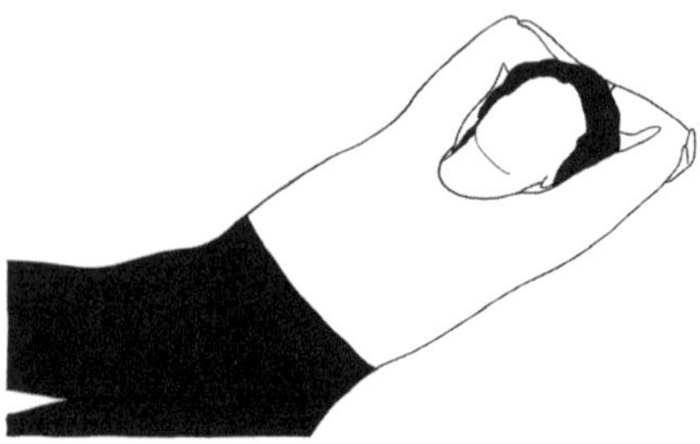

EXPIREZ : Restez dans la posture et relâchez les tensions des épaules et de la nuque.

Ramenez les bras en respiration libre, recommencez cinq fois la série.

Vous réveillez votre cage thoracique par l'exercice respiratoire. Vous déliez les épaules, étirez le haut du dos et les triceps et replacez vos omoplates.

Erreur à ne pas commettre : rester en apnée quand les bras sont derrière la tête, cela bloquerait la cage thoracique. La respiration est contrôlée mais naturelle.

Passez par le côté et repliez vos jambes, posez-les par terre et asseyez-vous avant de vous lever pour la journée.

IV - LA NUQUE

Les douleurs et les tassements des vertèbres cervicales peuvent être dus à une absence de conscience de la nuque. Oubliée, celle-ci révèle sa présence par la douleur. Voici un programme progressif qui vous aidera à prendre en compte sa longueur et sa flexibilité.

1 - MASSEZ-VOUS LA NUQUE

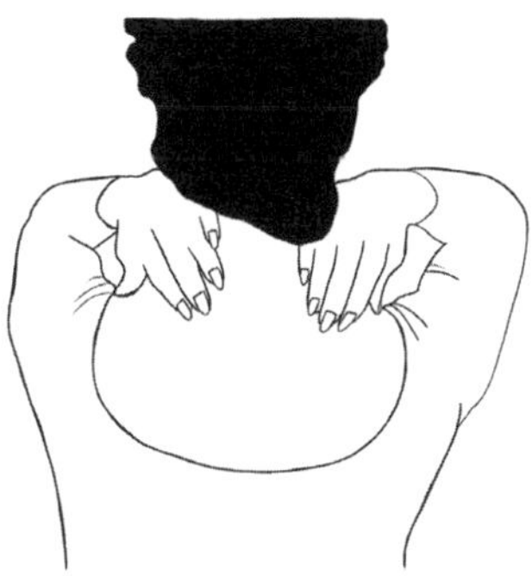

Placez vos doigts serrés en haut de la nuque et glissez les mains latéralement jusqu'aux trapèzes. Vous obtiendrez rapidement une sensation de bien-être.

CONSIGNE : la tête parfaitement axée, les mâchoires sont détendues, la bouche légèrement entrouverte. Aucun mouvement réel mais un travail en contre force.

2 - MUSCLEZ LA NUQUE

Il convient au début d'effectuer ces exercices devant un miroir afin de bien conserver la rectitude de la tête. Préférez de très courtes séries, vous en augmenterez le nombre progressivement.

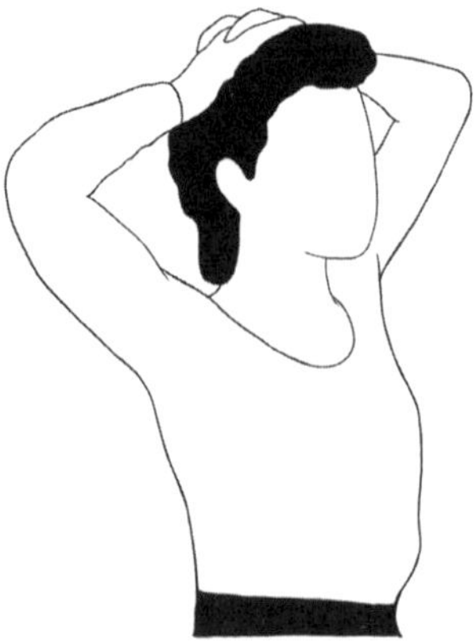

Croisez vos doigts et placez vos paumes de mains sur le sommet du crâne. Opérez de la façon suivante :

INSPIRATION

RÉTENTION : repoussez la tête vers le haut

EXPIRATION LENTE : relâchement des tensions.

- Sur l'arrière

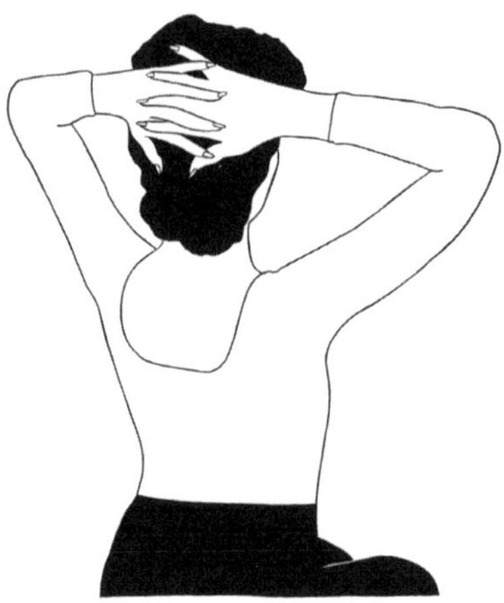

Croisez les mains derrière le milieu du crâne. Sans aucun mouvement poussez la tête en arrière, les mains retenant tout déplacement.

INSPIRATION

RÉTENTION BRÈVE : poussez la tête en arrière

EXPIRATION : relâchez les tensions.

Commencez par une série de cinq. Une fois celle-ci terminée, restez les bras le long du corps en vous relaxant et prenez conscience des muscles qui ont travaillé.

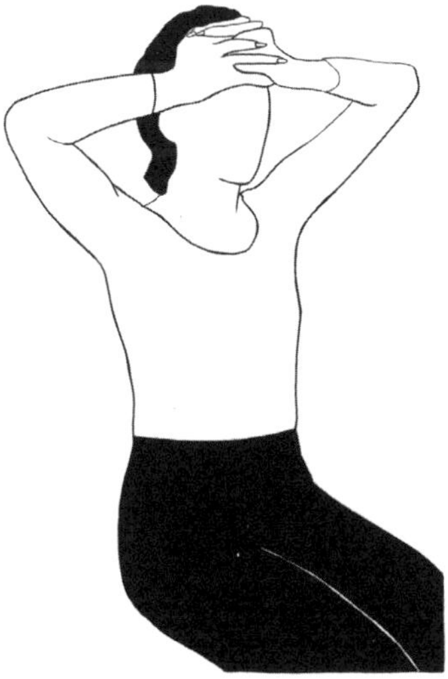

- Sur l'avant

Placez vos mains sur le front et veillez à détendre les mâchoires. En suivant le même principe :

INSPIRATION

RÉTENTION : poussez la tête en avant

EXPIRATION : relaxation, prise de conscience.

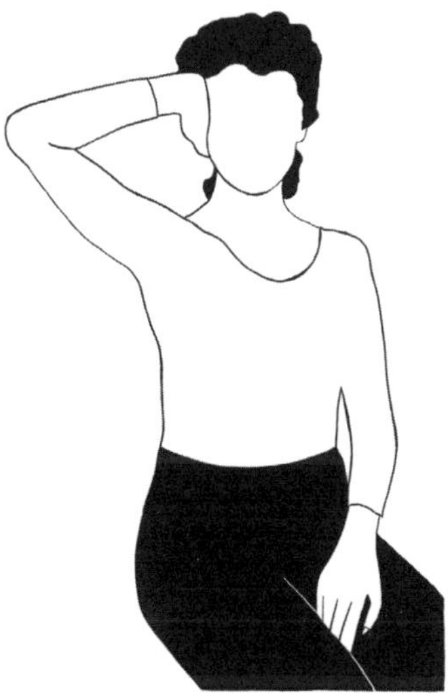

- Sur le côté

Toujours face au miroir et sans mouvement, placez vos mains largement sur vos tempes. Les mâchoires détendues, effectuez des pressions en contre force latéralement.

Prenez conscience de votre nuque, de ses possibilités musculaires aujourd'hui. Notez vos progrès au fil des semaines.

3 - ASSOUPLISSEZ VOS CERVICALES

CONSIGNE : les mâchoires bien relâchées, la bouche légèrement entrouverte, suivre des yeux la ligne imaginaire correspondant au mouvement à effectuer.

Composée de sept vertèbres, les possibilités articulaires de la colonne cervicale sont nombreuses. Elles autorisent **la flexion, l'extension, la rotation et l'inclinaison.**
Bien souvent, les disques intervertébraux des charnières trop sollicitées s'usent plus facilement, ce qui engendre l'arthrose.
Nous apprenons ici à utiliser les cervicales pour toutes ces combinaisons, dans le but de mieux répartir le travail.

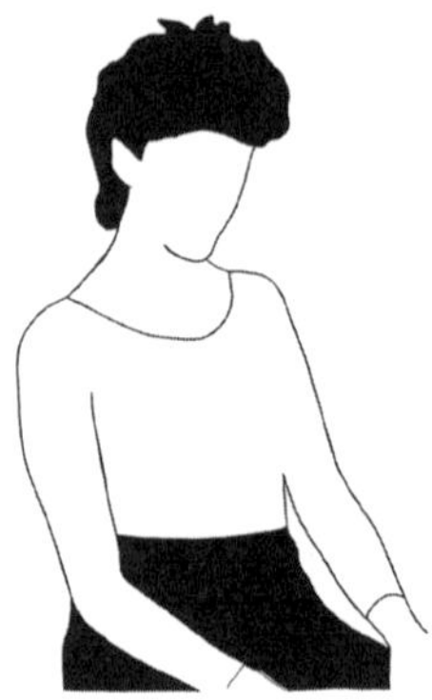

- *La flexion*

Prenez conscience de la longueur de votre nuque et entrouvrez légèrement la bouche. Expirez en baissant le menton et inspirez en repositionnant la tête dans son appui.
Imaginez les sept cervicales s'enroulant sur l'avant.

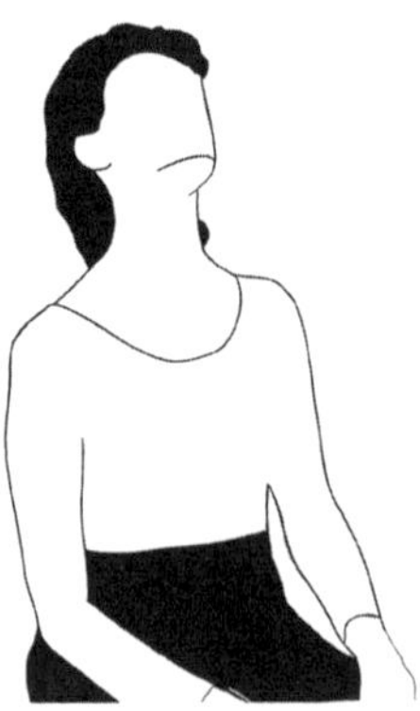

- *L'extension*

Il convient de ne pas forcer l'extension de la nuque.
N'allez en aucun cas jusqu'à la douleur. Relevez le menton doucement en INSPIRANT.
Repositionnez la tête en EXPIRANT. Observez et repérez les différentes raideurs.

- Alternez flexion et extension

Les mâchoires détendues, expirez dans la flexion et inspirez dans l'extension.

Marquez une pose de prise de conscience.

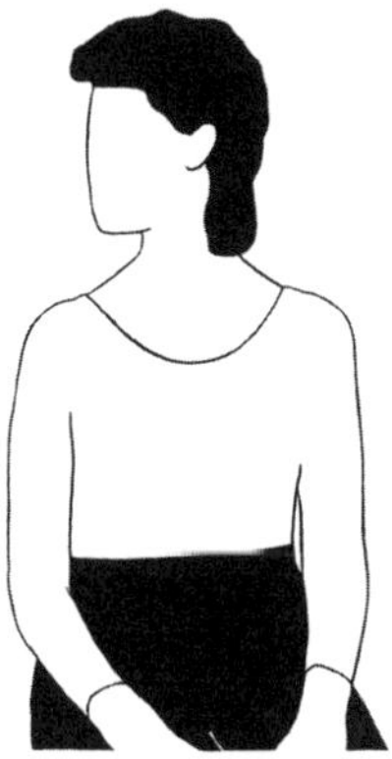

- La rotation

La tête bien droite le regard en face, promenez la tête sur le côté en suivant du regard.

EXPIREZ doucement afin de relâcher les tensions. Revenez en face en inspirant. Effectuez d'abord le mouvement cinq fois du même côté, puis travaillez sur l'autre en comparant l'amplitude de votre côté droit et celle de votre côté gauche.

Par le même principe, promenez maintenant la tête de droite à gauche en expirant régulièrement du côté qui vous paraît le plus raide.

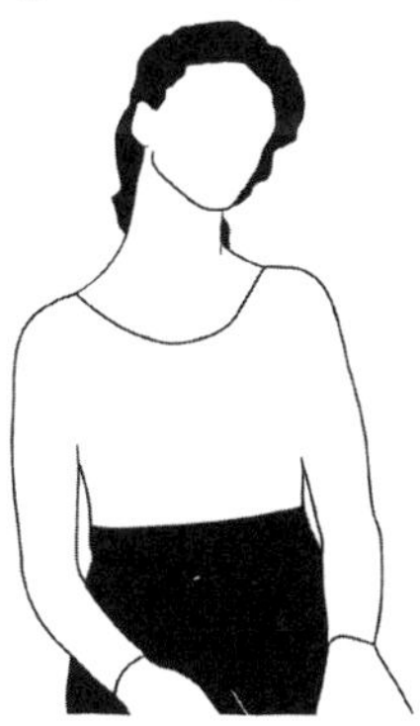

- L'inclinaison

Le regard de face, inclinez la tête alternativement d'une épaule à l'autre en expirant régulièrement.

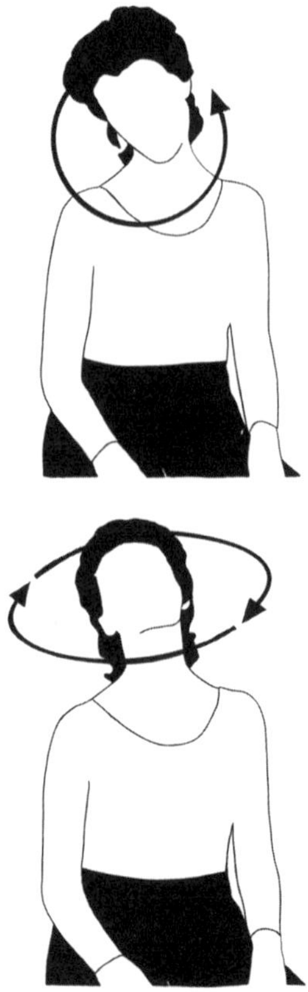

- *Circumduction*
(grands ronds avec la tête)

Prenez maintenant conscience des nombreuses possibilités de la nuque. En respiration libre, effectuez de grands cercles avec le menton : celui-ci descend, passe sur l'épaule, remonte et passe sur l'autre épaule. Effectuez deux cercles lents dans chaque sens en changeant sur l'avant.

Puis grands cercles avec le sommet du crâne en différenciant bien cet exercice du précédent : inclinez la tête (l'oreille vers l'épaule).

Erreurs à ne pas commettre : forcer la respiration, celle-ci doit être consciente mais naturelle. Vouloir allez trop loin trop vite, n'atteignez jamais le seuil de la douleur.

Mise en garde : en cas de torticolis ou crise d'arthrose, éviter tout travail de la nuque et préférez l'immobilité. Vous pouvez effectuer le massage préconisé ci-dessus et porter un foulard de soie.

V - LA CEINTURE SCAPULAIRE

Rappel anatomique : on rassemble sous le nom de ceinture scapulaire toutes les articulations autour du haut du dos et des épaules. Les tensions accumulées dans les trapèzes et dans les tendons des bras sont la cause, au fil du temps, de raideurs dans cette région.

Le trapèze : c'est un des "muscles poubelle" de l'organisme. Il accumule les déchets d'acide lactique qui le raidissent et donne cette sensation de tétanie. L'énervement, l'impatience, un manque de quiétude, et les épaules se relèvent - parfois subrepticement - mais les tensions sont tout de même présentes et s'accumulent. La nuque se crispe et s'engonce alors peu à peu. Comme pour la nuque, commençons par un simple auto-massage.

1 - MASSEZ VOUS-MÊME VOS TRAPÈZES, VOUS OBTIENDREZ UN SOULAGEMENT RAPIDE

CONSIGNE : pensez à bien relâcher le bras jusqu'à la sensation de pesanteur de celui-ci. Faites une pause afin d'apprécier la détente avant de masser l'autre côté.

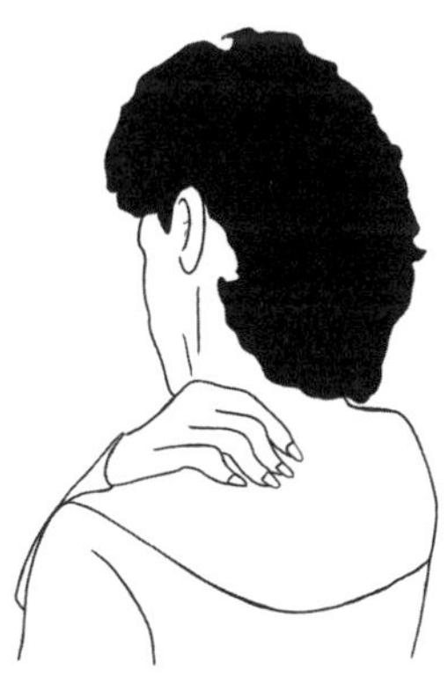

Saisissez le muscle situé entre la nuque et l'épaule avec toute la surface de la main opposée. Pressez-le vigoureusement en expirant et en resserrant vos doigts.

Ce massage peut même être pratiqué quotidiennement sans aucune contre-indication.

2 - MUSCULATION DU TRAPÈZE

Le trapèze est le muscle élévateur des épaules. Nous travaillons surtout à sa détente. Toutefois dans l'exercice proposé ici, nous allons prendre conscience de sa contraction afin d'apprendre à mieux le relâcher.

> *CONSIGNE :*
> *Le temps de relâchement devra être supérieur au temps de contraction. Si possible 3 fois plus long. Les bras sont détendus le long du corps.*

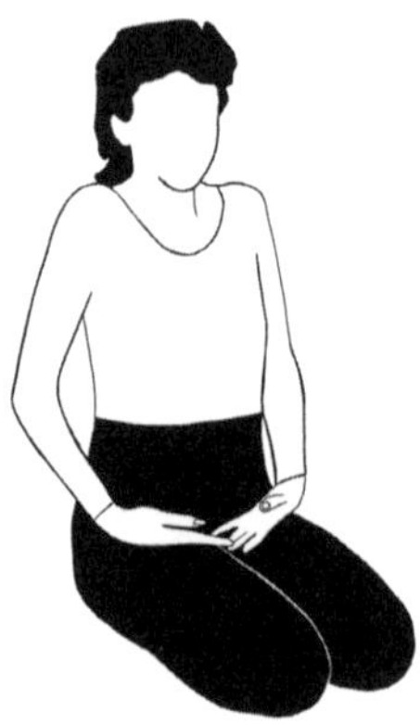

- Inspiration

- Rétention : haussez largement les épaules

- Expiration : relâchez-les d'un coup.

- Recommencez deux séries en haussant de moins en moins haut afin de percevoir les tensions et contractions involontaires.

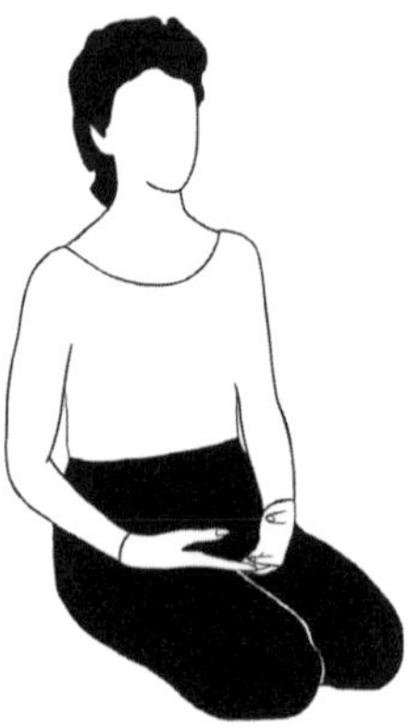

Erreurs à ne pas commettre : ne pas relâcher totalement, des tensions persisteraient et annuleraient les bienfaits de l'exercice. La mémoire du corps enregistrerait une détente incomplète des épaules.

- *Travail en alternance :* reprenez la série avec la même consigne respiratoire. Cette fois-ci, n'effectuez le mouvement que d'un côté. Vous serez surpris des différences, parfois l'autre épaule se relève involontairement. Vous pouvez quelquefois vous aider d'un miroir.

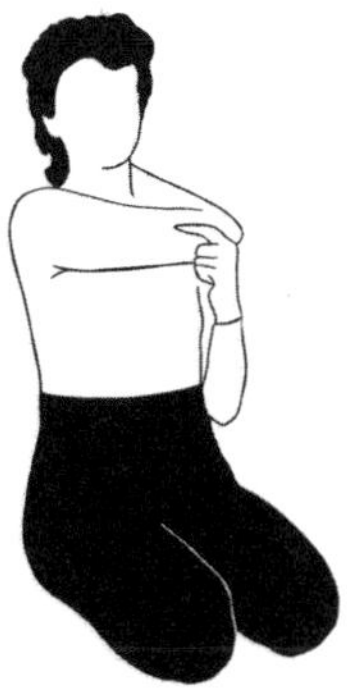

3 - ÉTIREMENT

Placez votre main droite sur l'épaule gauche. Saisissez le coude droit avec la main gauche. Levez-le lentement à hauteur d'épaule.

> *CONSIGNE : contrôlez le relâchement de l'épaule, celle-ci ne doit pas se lever involontairement.*

- *Les muscles dorsaux*

Afin de corriger les raideurs de la colonne, le travail va être axé sur le grand dorsal et les spinaux.

4 - MUSCULATION DOUCE DES GRANDS DORSAUX

> *CONSIGNE : avant l'exercice, placez correctement le bassin en rétroversion.*

Vous pouvez effectuer l'exercice debout ou assis sur une chaise. Si vous préférez vous asseoir, reculez les fessiers au maximum avant de vous adosser. Le dos doit être long, l'appui porte sur l'arrière des cuisses et non sur les fessiers.

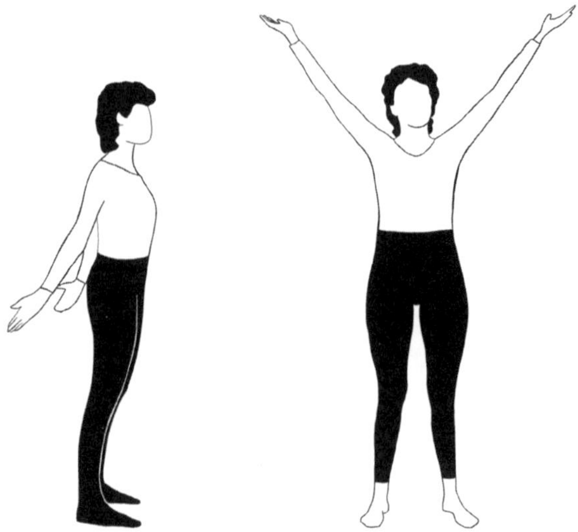

- Tendez vos bras vers le sol légèrement en arrière.
- Retournez les paumes de mains vers le plafond.
- INSPIRATION : montez les bras à la verticale.
- EXPIRATION : ramenez-les doucement.

Progressivement les bras monteront de plus en plus haut, la respiration sera en harmonie avec le mouvement.

Vous faites également travailler les muscles respiratoires, dentelés et intercostaux.

Erreurs à ne pas commettre : forcer la respiration et vous retrouver en apnée, cambrer au fil de l'exercice, conservez la vigilance.

5 - ÉTIREMENT DE BASE

CONSIGNE : placement de base, les épaules basses, le tête bien droite.

Les muscles spinaux gainent la colonne vertébrale. Combinant leur action à celle des dorsaux, l'étirement proposé est une musculation douce et un étirement conscient.

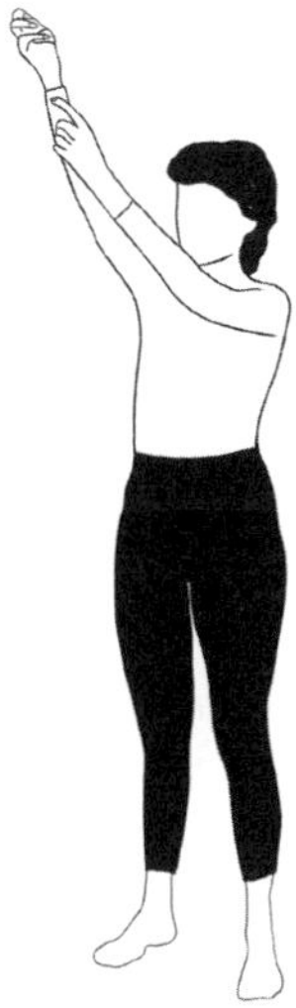

- Placez vos deux bras à la verticale légèrement en avant de vous. Saisissez une corde imaginaire. En respiration libre, grimpez le plus haut possible une main au dessus de l'autre. Au début, effectuez des séries de 4. Quand vous serez entraîné, des séries de six, voire de huit élévations.

Erreurs a ne pas commettre : regarder ses mains, ce qui casserait la ligne de la nuque.

6 - ENROULEMENT DU DOS, ASSOUPLISSEMENT DE LA COLONNE

Pour cet exercice, ne recherchez surtout pas la prouesse mais soyez attentif au relâchement musculaire.

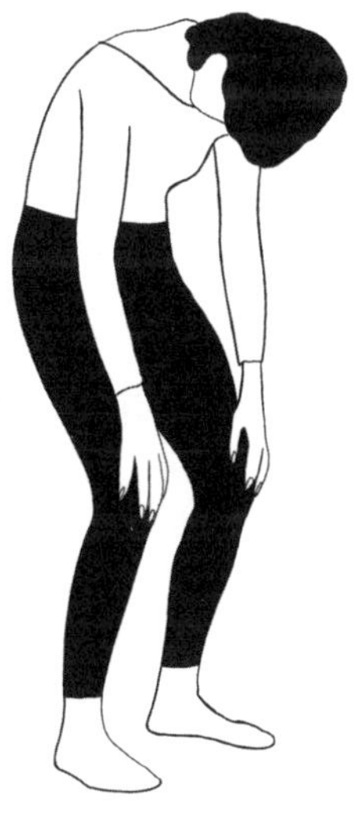

- Debout

EXPIREZ : fléchissez très naturellement les jambes, relâchez les bras le long du corps et transférez légèrement le poids du corps sur les talons.

Relâchez la tête en flexion avant et laissez votre dos s'enrouler jusqu'à ce que les mains soient au niveau des genoux.

INSPIREZ : redressez le dos tout à fait

Recommencez jusqu'à obtenir le relâchement total des bras, de la nuque et des épaules.

Erreurs à ne pas commettre : incliner le buste en avant, l'articulation se ferait au niveau de la hanche et le dos ne s'arrondirait pas.

Mise en garde : au début de votre entraînement, dans cet exercice, ne cherchez pas à descendre trop bas. Si vous n'êtes pas habitué, vous aurez alors du mal à relâcher totalement la nuque et pourriez être victimes de très légers vertiges dus à l'influx sanguin dans le cerveau.

7 - RELAXATION

Votre mini-séance corrective est maintenant terminée. Afin d'en enregistrer les bienfaits, effectuez une courte auto-relaxation.

Durant celle-ci, vous passerez en revue tous les muscles qui viennent de travailler et apprécierez leur détente.

- Asseyez-vous au fond d'un fauteuil et, si possible posez votre tête. Les bras reposent sur des accoudoirs, à défaut les mains sur les genoux, les poignets tournés vers le plafond.

- Concentrez votre respiration dans l'abdomen (voir respiration).

- Prenez conscience du relâchement de la tête, des muscles du visage.

- Les mâchoires s'entrouvent légèrement et les paupières s'abaissent.

- Visualisez la longueur de la nuque et les 7 cervicales bien en place.

- Vos bras sont très longs et parfaitement détendus, jusqu'au bout des doigts.

- La poitrine est large et relaxée, la gorge est libre.

- Dans cette détente consciente, imaginez un petit chat posé sagement sur vos épaules, qui vous tient chaud, qui se trouve si bien que vous ne voulez pas le faire bouger.

- Laissez-vous aller à la détente durant une minute. Puis, ouvrez lentement les yeux et étirez-vous en baîllant.

CHAPITRE III

GYMNASTIQUE CORRECTIVE COMBATTANT L'ÉVOLUTION VERS LA LORDOSE

I - CARACTÉRISTIQUE

Vous êtes très cambré(e) - cette caractéristique est plutôt féminine. De par votre morphologie, les apophyses épineuses seront plus en arrière, les disques intervertébraux auront malheureusement plus de raisons de se pincer.

Ce pincement peut être cause de lombalgies fréquentes et éventuellement de sacralgies. C'est au niveau de la charnière L 4 - L 5 que le nerf sciatique prend sa source. Un pincement à cet endroit risque de provoquer cette si désagréable douleur dans le fessier et sur le côté de la jambe. Notre but sera d'apprendre à renforcer cette faiblesse de notre colonne vertébrale et de soulager la douleur lors de crises éventuelles.

Le programme de rééducation consistera à prendre conscience de la région lombaire, à la muscler, puis à l'étirer en douceur.

II - QUELQUES CONSEILS

Savoir ménager ses lombaires

Tout d'abord, il convient de bien équilibrer la partie antérieure et la partie postérieure du corps. Surveiller sa ligne, une prise de poids dans l'abdomen peut être source d'un déséquilibre pouvant engendrer des douleurs dans les lombaires ou dans les genoux. Stabilisez-vous au poids qui vous convient et suivez un régime dès que vous avez deux kilos de trop.

Prenez l'habitude de faire les exercices de réveil dans votre lit et levez-vous comme indiqué ci-dessous.

Comment dormir ?

Évitez à tout prix de dormir sur le ventre. Les lombaires sont déjà creusées naturellement, n'accentuez pas cette déformation par une mauvaise position nocturne. Si vraiment vous avez trop de mal à vous défaire de cette habitude, placez au moment de vous endormir un coussin sous l'abdomen. Celui-ci aura pour fonction de décambrer la colonne lombaire.

Vous pouvez dormir sur le dos avec un petit oreiller ou sur le côté en prenant soin de positionner vos genoux l'un au-dessus de l'autre.

Le réveil

Plus que quiconque, faites attention à votre façon de sortir du lit :

- Étirez-vous largement
- Roulez sur le côté juste au bord du lit
- Fléchissez complètement les jambes
- Posez alors les deux pieds par terre
- Poussez sur vos mains et votre coude pour vous relever.

C'est très facile et quand vous aurez essayé cette manière deux ou trois fois, vous ne ressentirez plus de douleurs au lever et ne vous relèverez plus autrement.

III - GYMNASTIQUE DE RÉVEIL

Avant de poser le pied au sol, pratiquez ces mouvements, ils ne demandent aucun effort. Il ne s'agit là que d'un réveil musculaire pouvant souvent être exécuté sous les draps. Seuls les exercices 1 et 2 peuvent être effectués sur le lit ; pour les autres exercices au sol, un tapis de gym est recommandé, le matelas étant trop meuble pour pratiquer la gymnastique.

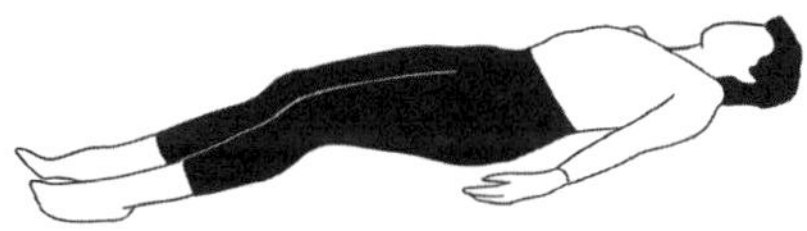

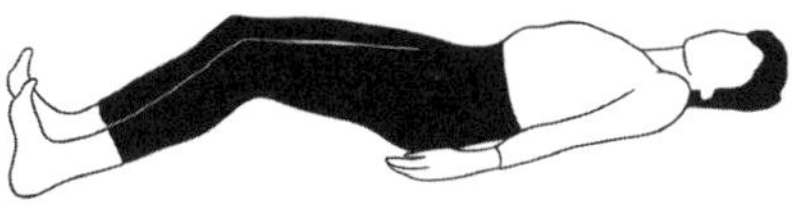

1 - ALLONGÉ SUR LE DOS, LES BRAS LE LONG DU CORPS

- Fléchissez très légèrement les genoux jusqu'à sentir vos lombaires en contact avec le matelas, et laissez-les en regard du plafond.

- Creusez le ventre en expirant tout en tirant les pointes de pieds en flexion vers les tibias.

Vous musclez votre transverse et vos lombaires en essayant d'imprimer celles-ci dans le matelas.

Erreur à ne pas commettre : imprimer de la force sur des lombaires cambrées. Si votre lordose est trop importante, placez vos mains sous vos fessiers et fléchissez encore plus les jambes.

2 - ALLONGÉ SUR LE DOS, ÉCARTEZ LARGEMENT VOS PIEDS ET PLIEZ LÉGÈREMENT VOS JAMBES

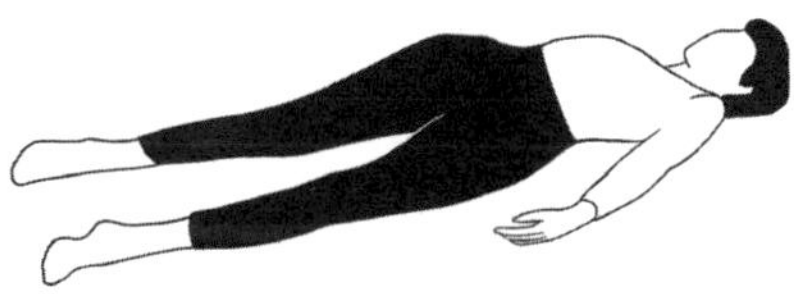

- EXPIREZ : faites pivoter les deux genoux du même côté,

- INSPIREZ : restez deux secondes,

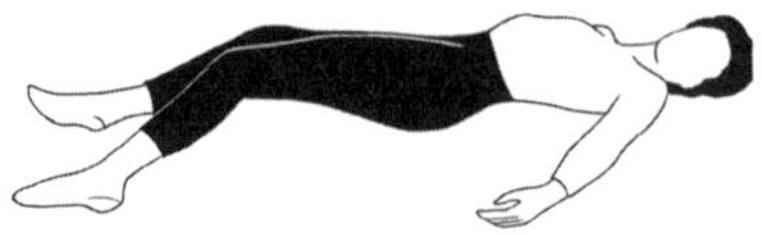

- EXPIREZ : remontez les genoux pour les poser de l'autre côté.

Vous étirez vos lombaires par un léger travail de torsion et vous assouplissez vos hanches.

Erreur à ne pas commettre : bouger ou soulever les pieds ; ceux-ci doivent seulement pivoter afin de ne pas porter de charge sur les carrés des lombes.

IV - LES LOMBAIRES

1 - MASSEZ VOS LOMBAIRES APRÈS LA DOUCHE

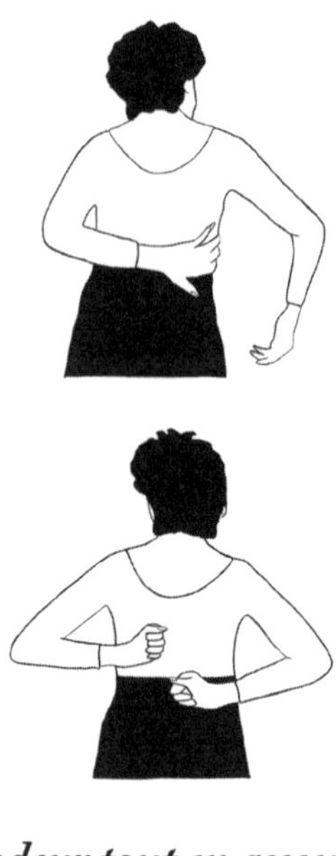

- Une main après l'autre, massez largement de droite à gauche.

- Avec les jointures des mains, effectuez de petites vibrations de chaque côté de la colonne vertébrale. N'appuyez pas trop fort, cela ne doit pas être douloureux. Expirez lentement et profondément.

Vous détendez vos lombaires en profondeur tout en assouplissant votre ceinture scapulaire.

2 - UTILISEZ LES MOMENTS D'ATTENTE (DANS LES TRANSPORTS, CHEZ LES COMMERÇANTS...) POUR PRATIQUER LA BASCULE DU BASSIN

CONSIGNE : Les jambes sont naturellement fléchies et le poids du corps est équitablement réparti sur les deux pieds.

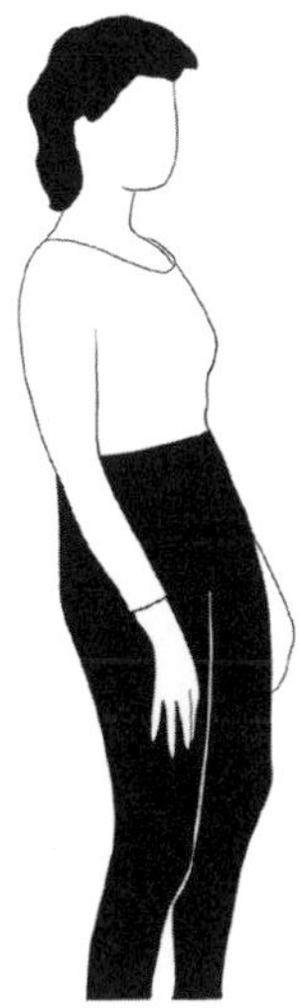

Personne ne se doutera de rien, mais votre dos bien positionné n'aura pas à souffrir de la station debout.

Laissez pivoter le bassin en avant, les aines sont longues, le bas du dos se redresse.

C'est la position de base pour tous les exercices, pensez à l'appliquer dans votre vie ménagère, notamment en faisant la vaisselle ou en repassant.

Erreur à ne pas commettre : rentrer ou sortir le ventre, ce travail se situe au niveau de l'ossature du bassin et non au niveau abdominal.

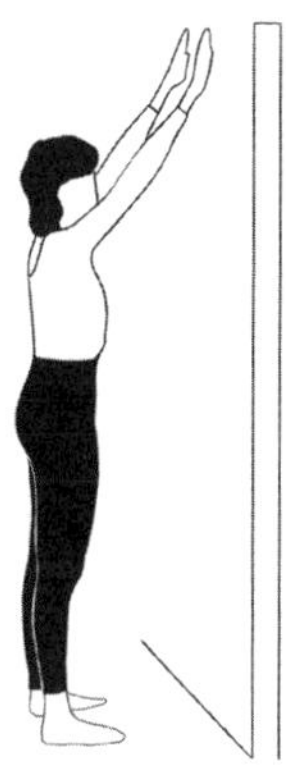

3 - ÉTIREMENT

Placez-vous à environ 25 cm d'un mur. Mettez les mains sur le mur le plus haut possible et grimpez bras tendus, une main au-dessus de l'autre 4 fois, jusqu'à monter au maximum.

Relâchez et reprenez la série 4 fois. Travaillez en respiration libre.

CONSIGNE :
Avant chaque étirement, bien placer le dos. La courbure des lombaires doit être réduite afin que l'étirement se fasse sur toute la longueur du dos. Les talons restent au sol durant tout l'exercice.

Pratiqué régulièrement, cet exercice permet de ralentir le tassement des vertèbres et la perte de centimètres.

Erreurs à ne pas commettre : replier les bras. Soulever les talons (l'étirement se situerait dans les mollets et non dans le dos). Regarder les mains quand elles sont en l'air, (la nuque serait mal placée).

4 - MUSCLEZ VOS LOMBAIRES

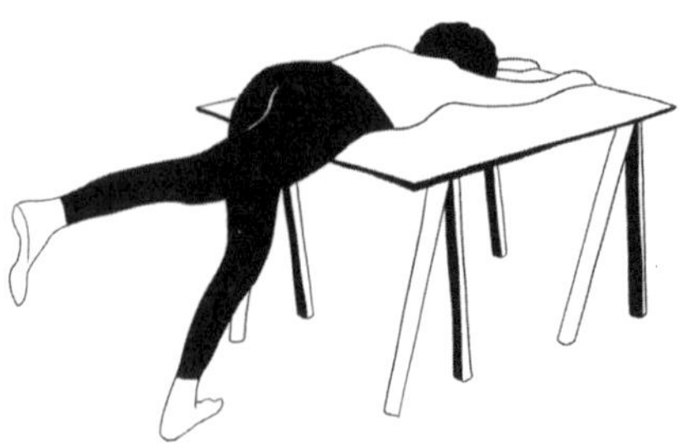

Couchez-vous à plat ventre sur une table. Les bras en avant, tenez le bout de la table. Tandis qu'un pied reste au sol, montez une jambe tendue jusqu'à hauteur de la table.

Vous musclez vos lombaires en tonifiant les fessiers.

Erreur à ne pas commettre : décoller le bassin de la table, le dos ne serait plus droit.

CONSIGNE : Gardez la jambe très décontractée, vous amplifierez le travail des lombaires en utilisant le poids de la jambe et éviterez tout risque de crampe dans l'arrière de la cuisse ou le mollet. Travaillez en respiration libre. Vous pouvez soit alterner soit travailler dix fois de suite le même côté, ce qui permet de mieux ressentir les bienfaits du mouvement.

Rappel anatomique : Le transverse

C'est le muscle profond des abdominaux. Il a charge de maintenir les viscères et de gainer l'abdomen. Il s'insère jusqu'au carré des lombes. Muscle puissant, c'est lui qui travaille quand vous rentrez le ventre : le tonifier renforcera lombaires et abdomen. En effectuant l'exercice suivant, vous apprendrez à votre dos à se décambrer.

5 - ALLONGEZ-VOUS SUR LE DOS ET FLÉCHISSEZ LES JAMBES

L'exercice s'effectue en deux temps : un temps de préparation et un temps de travail proprement dit.

a) Préparation

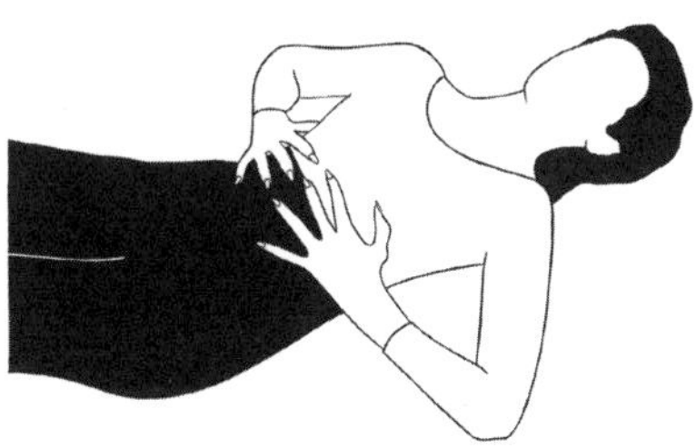

Placez vos mains largement sur vos côtes.

EXPIREZ lentement en creusant le ventre au maximum. Sentez les lombaires s'écraser sur le sol.

> *CONSIGNE : si les lombaires ne se plaquent pas, placez une serviette roulée sous les fessiers afin de faciliter le mouvement. Ne cherchez pas à inspirer dans la phase de retour, mais laissez l'air rentrer librement.*

b) Travail de musculation du transverse

Reprenez la première partie mais très progressivement, vous allongerez les jambes de quelques centimètres afin d'entraver le mouvement.

Vous mesurerez vos progrès rapidement, au fil de l'exercice et au fil du temps. Les lombaires se rapprocheront de plus en plus du sol. Vous gainez votre abdomen et massez le ventre de l'intérieur.

Erreur à ne pas commettre : vouloir trop étendre les jambes, le but de l'exercice n'est pas dans cette extension. Les jambes apportent seulement une difficulté supplémentaire.

6 - ALLONGEZ-VOUS JAMBES FLÉCHIES, REPLIEZ UN GENOU SUR LA POITRINE TANDIS QUE L'AUTRE PIED RESTE AU SOL

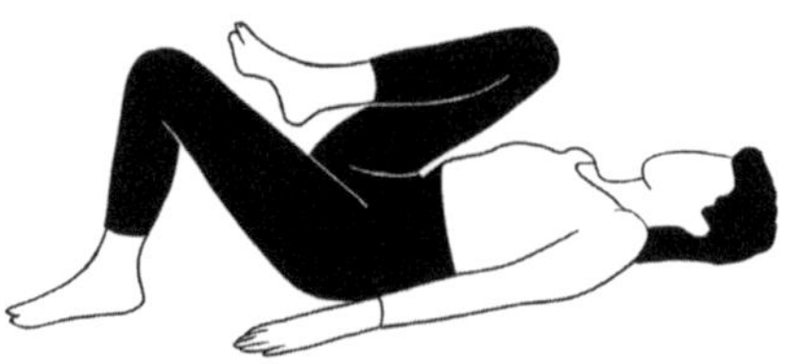

- INSPIREZ
- EXPIREZ : tirez le genou le plus près possible de la poitrine.

Vous étirez vos lombaires, cet exercice est préconisé aux personnes qui ne doivent pas travailler en torsion lombaire.

Erreur à ne pas commettre : dévier le genou, vous n'étireriez plus dans l'axe.

> *CONSIGNE : les bras sont le long du corps, le genou bien dans l'axe, face au plafond. La jambe qui travaille ne repose plus au sol. Le genou doit à chaque expiration se rapprocher de plus en plus de la poitrine. Le pied est caché par le genou, on ne le voit pas apparaître sur le côté en faisant l'exercice.*

CONSIGNE : Ne pas lâcher les genoux, plier et tendre les bras simplement.

7 - UN EXERCICE TRÈS AGRÉABLE POUR MASSER ET SOULAGER LES LOMBAIRES

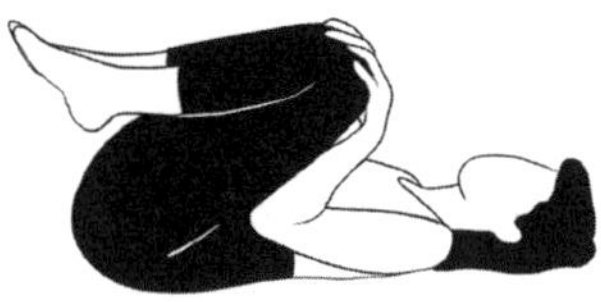

Allongez-vous sur le dos et repliez les genoux sur la poitrine. Placez vos mains sur les genoux les ongles tournés vers les pieds.

- EXPIREZ : tirez les genoux sur la poitrine

- INSPIREZ : tendez à nouveau les bras, continuez l'exercice quelques minutes avec une respiration contrôlée.

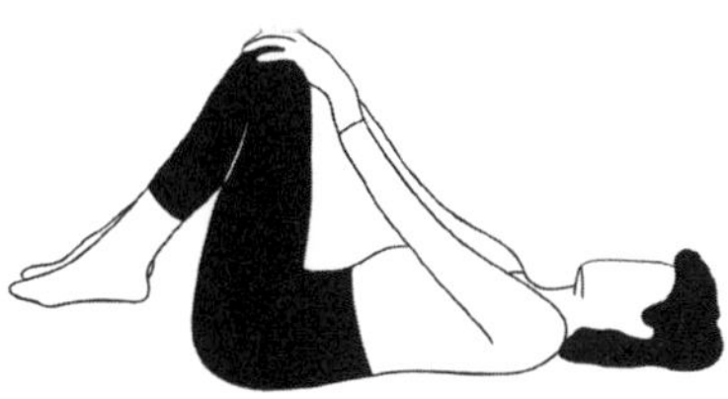

Vos jambes font pression sur vos lombaires, ce qui amène cette sensation de massage.

Bercez maintenant vos genoux latéralement, puis toujours sans les lâcher, effectuez de petits cercles avec les genoux joints.

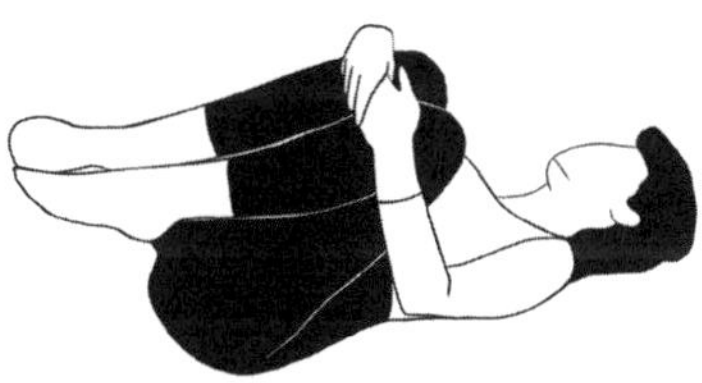

Erreur à ne pas commettre : monter les pieds, ceux-ci doivent être totalement détendus afin de profiter du poids des jambes.

Nous avons replacé les lombaires et le bassin. Afin de ne pas rentrer dans la chaîne : *"cambrure = déviation du bassin = usure des hanches = usure des genoux"* renforçons bien les articulations.

8 - RESTEZ DANS CETTE POSITION, LES GENOUX SUR LA POITRINE, PUIS PLACEZ VOS BRAS LE LONG DU CORPS

CONSIGNE : Gardez les lombaires plaquées au sol, les genoux et les pieds serrés. Les cuisses ne bougent pas durant l'exercice.

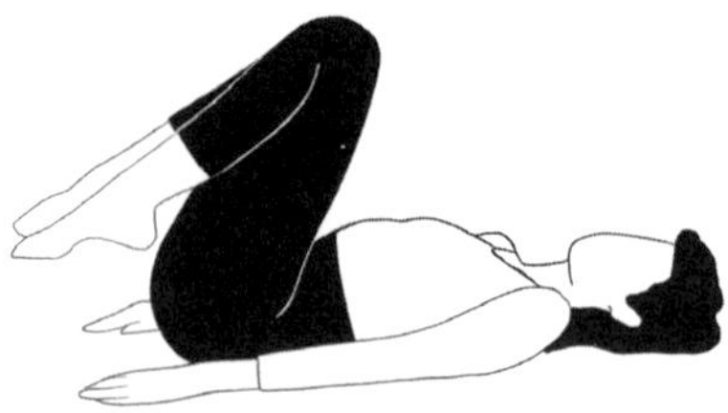

- INSPIREZ : montez les pieds à la hauteur des genoux
- EXPIREZ : laissez-les redescendre.

Faites trois séries de dix au rythme de votre respiration.

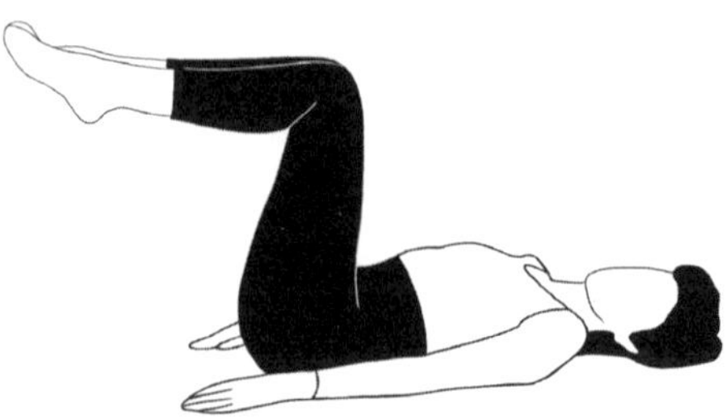

Vous renforcez vos genoux, vos quadriceps et vos ischios-jambiers tout en tonifiant vos lombaires et votre abdomen.

Erreur à ne pas commettre : pousser le ventre en avant, n'oublions pas de renforcer les lombaires.

Vous pouvez améliorer l'efficacité de cet exercice en l'effectuant avec des chaussures de marche, ce qui augmentera la charge à relever.

9 - TERMINEZ PAR UN MASSAGE DU GENOU

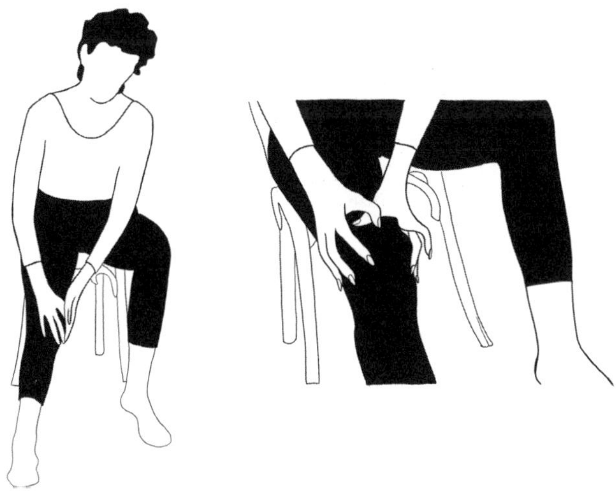

Asseyez-vous sur une chaise et tendez une jambe en avant. Frictionnez vigoureusement le genou jusqu'à ce que vous le sentiez chaud. Puis essayez de faire bouger la rotule d'avant en arrière et latéralement. C'est parfois difficile, mais avec un peu d'entraînement, celle-ci retrouvera sa mobilité.

Pratiquez ce massage quand il fait froid ou humide, vous protègerez vos genoux pour la journée.

Si la rotule ne bouge pas, c'est bien souvent que la jambe n'est pas totalement tendue. Au besoin, effectuez le massage en posant le pied sur une chaise.

10 - RELAXEZ-VOUS DANS LA POSITION DE VOTRE CHOIX

- Assis au fond d'un fauteuil les avant-bras sur les accoudoirs ou…

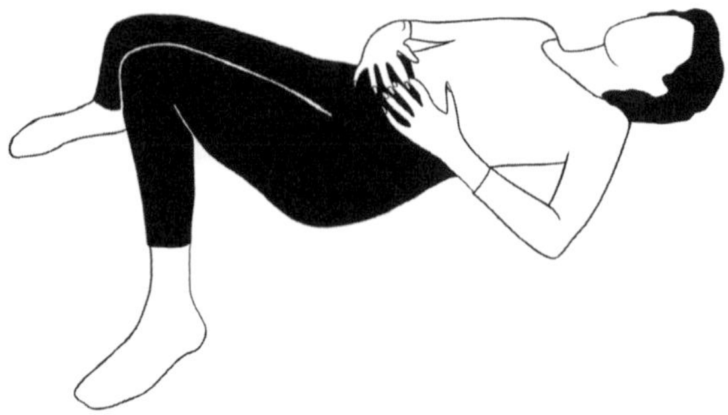

- Allongé sur le lit ou le tapis de gym, fléchissez les genoux et placez-les en contact afin de relâcher toute tension dans les jambes.
- Placez vos mains sur l'abdomen.
- Expirez à fond en creusant le ventre au maximum.

Quelques secondes de rétention. Laissez l'air venir dans l'abdomen, celui-ci doit se gonfler à l'inspiration.

Peu à peu, dans la phase d'expiration, accentuez le plaquage des lombaires au sol (ou contre le dossier) jusqu'à ce qu'elles soient bien en contact avec leur point d'appui.

- Pensez :

"Mes lombaires sont larges et se détendent,
je les masse de l'intérieur par la respiration".

" Mon abdomen se relâche, et va peser
vers mes lombaires pour les rapprocher du sol".

"Tout mon être respire calmement, librement et profondément".

Profitez de ce petit moment de détente pour faire le vide en vous, puis étirez-vous en baillant. Si vous étiez couché, repliez vos jambes et passez sur le côté pour vous relever doucement.

CHAPITRE IV

GYMNASTIQUE CORRECTIVE RÉDUISANT LES RISQUES DE SCOLIOSE

I - CARACTÉRISTIQUE

Les personnes sujettes aux scolioses voient peut-être plus rapidement que les autres leurs douleurs apparaître. Cette déformation latérale de la colonne déséquilibre le bassin et les épaules. Quelquefois celle-ci est apparue très tôt et n'a pas été repérée et corrigée à temps.

Il n'y a en tout cas pas de fatalité, s'il est quasiment utopique, passé l'âge adulte de rectifier une colonne déviée depuis longtemps - la musculature dorsale ayant blindé la colonne - il est tout à fait possible de stopper la déformation et de stabiliser la déviation.

Nous travaillerons beaucoup à étirer les chaînes postérieures du dos et des jambes, à muscler en profondeur et à rééquilibrer les épaules et le bassin.

PRISE DE CONSCIENCE DE VOTRE STABILITÉ ET DE VOTRE VERTICALITÉ

C'est surtout dans la vie courante qu'il convient de redresser sa stature. En effet, le corps prendra l'habitude de se détendre dans de mauvaises positions, enregistrera les sensations de ce confort et les recherchera de plus en plus fréquemment. La déformation ira s'accentuant et parfois, en prenant de l'âge, le dos ne parviendra plus à se redresser.

Afin de prendre conscience de sa stature en position de repos, faites les tests suivants :

1 - L'axe des hanches

Debout, placez vos pieds parallèles sans regarder par terre. Puis ne bougez plus les pieds et regardez dans quel axe ceux-ci sont positionnés sans contrôle.

Sont-ils vraiment parallèles ?

Par exemple, si votre pied est en dedans, il y a de fortes chances pour que votre bassin soit décalé. L'usure de la hanche sera plus importante du côté du pied en dedans et le genou - désaxé - s'usera plus d'un côté. Le chemin est ouvert pour l'arthrose.

Corrigez alors et placez vos pieds parfaitement parallèles. Répartissez le poids du corps entre vos deux pieds et enregistrez les sensations que procure cette position.

Pensez à ré-effectuer cet exercice au cours de la journée. Quand votre corps se placera mal, en particulier dans les positions d'attente debout, vous saurez le rectifier. Vous ménagerez alors vos articulations.

2 - Cherchez la meilleure répartition du poids du corps

Pour l'exercice, les pieds sont légèrement à l'écart et dans le même axe (soit les deux pieds parallèles, soit tous deux légèrement en ouverture). Après une brève décontraction générale, prenez conscience de la répartition du poids du corps sur les deux pieds. Transférez ensuite volontairement le poids du corps d'un pied sur l'autre en comparant le confort du côté droit avec celui du côté gauche. Stabilisez-vous à l'exact milieu des deux jambes ; ni trop en avant ni trop en arrière ; ni trop à droite ni trop à gauche.

Essayez au cours de la journée de retrouver cette stabilité.

II - POSITION POUR DORMIR

Choisissez de préférence de dormir sur le côté en repliant les jambes et en plaçant les épaules l'une au-dessus de l'autre. Pensez à bien vous étirer avant de dormir, à éloigner les épaules du bassin.

Vous pouvez également dormir sur le dos mais après avoir pensé à bien aligner vos jambes dans l'axe du dos et du bassin.

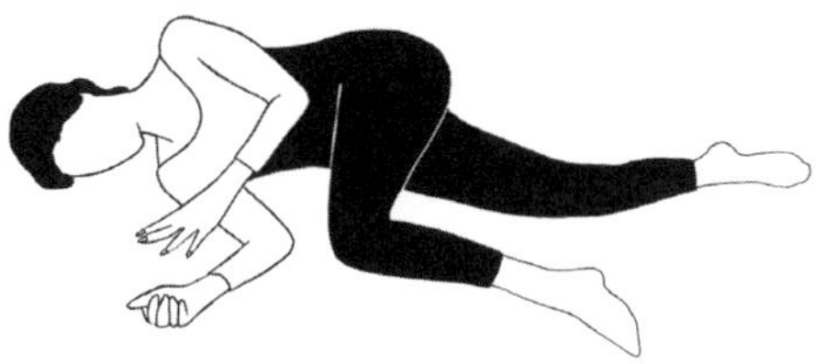

Si vous connaissez bien votre scoliose, vous avez peut-être repéré le côté où le bassin est plus haut. Rectifiez si possible votre dos durant votre sommeil. Par exemple si votre courbure lombaire se déporte vers la droite et la courbure dorsale vers la gauche couchez-vous sur le côté gauche. Repliez la jambe gauche en chien de fusil et tendez la jambe droite. Le corps sera stabilisé et ne roulera pas. La jambe droite étendue aura fonction d'étirer le bassin. Vous verrez au fil du temps la scoliose diminuer ou se stabiliser.

N'oubliez pas que le corps va en dormant rechercher son confort et sa détente ce qui n'est pas toujours compatible avec la meilleure posture corrective.

III - GYMNASTIQUE DE RÉVEIL

Pratiquez la gymnastique de réveil dans votre lit. Celle-ci sera composée d'exercices de détente et d'étirements doux.

1 - ALLONGEZ-VOUS EN AXANT BIEN VOTRE CORPS

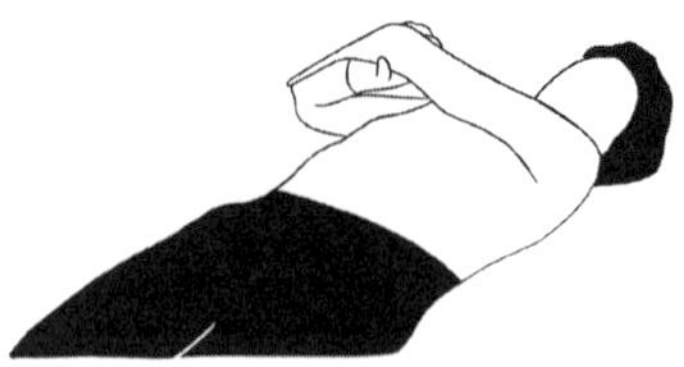

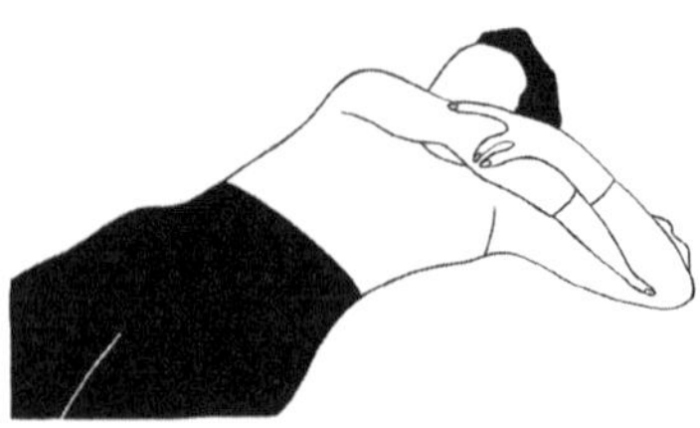

- Saisissez vos deux coudes
- Sans les lâcher, allez poser les coudes alternativement sur le côté.

Vous réveillez vos articulations de l'épaule, détendez la nuque et rééquilibrez les trapèzes.

CONSIGNE :
Les coudes se posent dans l'axe des épaules.
Les épaules restent basses et les trapèzes relâchés.

2 - ALLONGÉ SUR LE DOS LES JAMBES DANS L'AXE DU BASSIN

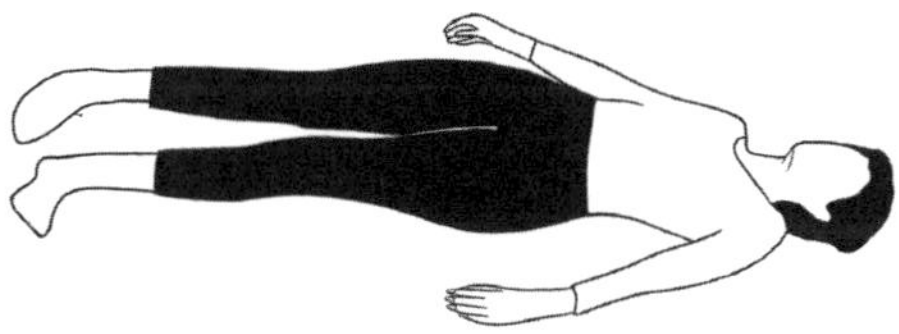

Faites pivoter vos deux pieds vers la droite, puis vers la gauche.

Vous rééquilibrez le bassin et axez vos genoux.

> *CONSIGNE : Ne pas soulever les pieds, ceux-ci doivent seulement pivoter. Ne pas lever la fesse en cherchant à aller trop loin. Il ne s'agit ici que d'un exercice de réveil.*

3 - ALLONGEZ-VOUS SUR LE DOS ET PLIEZ UNE JAMBE AFIN DE PLAQUER LES LOMBAIRES

À réaliser sur le lit mais sur les draps.

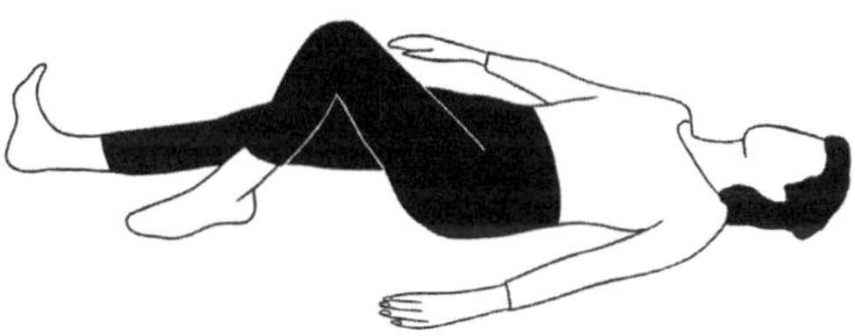

L'autre jambe reste tendue au sol. Tirez la pointe du pied vers vous, vous sentirez alors l'arrière de la jambe s'étirer. Conservez le pied "flex" (la pointe tirée vers le tibia) et levez lentement la jambe tendue le plus haut possible.

Vous étirez l'arrière de vos jambes. Cela procure une détente jusqu'aux lombaires et augmente votre souplesse. En outre, cet exercice améliore la circulation sanguine.

Erreur à ne pas commettre : cambrer les lombaires. Comme dans tous les exercices couchés, le bas du dos doit être plaqué. Si vous êtes très cambré, roulez une serviette pour la placer sous les fessiers afin de surélever le bassin.

IV - LA GYM UTILE

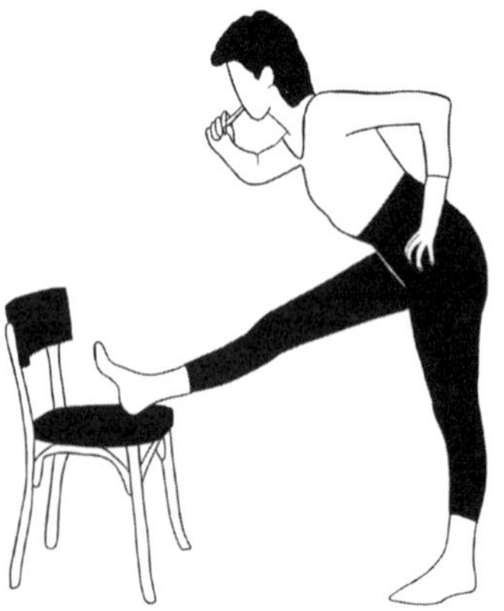

1 - DANS LA SALLE DE BAIN

Pendant que vous vous brossez les dents, étirez l'arrière de vos jambes.

Posez le pied sur la baignoire par exemple, la pointe tournée vers le plafond.

> *CONSIGNE : Conservez le dos droit et tirez légèrement les coudes en arrière.*

Tendez complètement cette jambe et si possible tirez les fessiers en arrière. Un brossage de dents dure trois minutes, restez une minute sur chaque jambe.

Vous étirez vos ischios-jambiers, ceux-ci sont en liaison avec le bas du dos.

Erreur à ne pas commettre : vouloir descendre sur cette jambe. Baisser la tête n'a jamais assoupli le bas du dos !

2 - ASSIS SUR UNE CHAISE

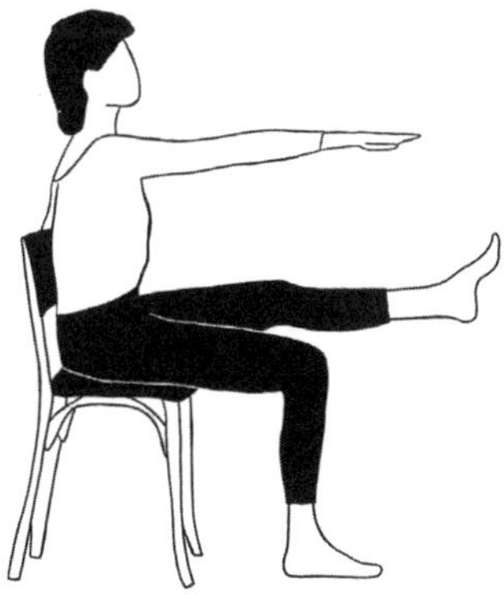

Étirez un bras et la jambe opposée en avant.

Vous musclez vos cuisses et vos abdominaux tout en tonifiant votre musculature dorsale.

Erreur à ne pas commettre, arrondir le dos et rouler en arrière quand la jambe monte. Le travail du dos et des abdominaux serait effacé.

CONSIGNE : Le dos doit être parfaitement redressé. Vous êtes en appui sur les ischions et non sur la masse des fessiers. Le bras tendu en avant, la main se trouve placée au niveau de l'épaule ; la jambe tendue en avant, le pied est au niveau du bassin.

3 - TOUJOURS ASSIS DOS DROIT, MAIS LES JAMBES LÉGÈREMENT À L'ÉCART

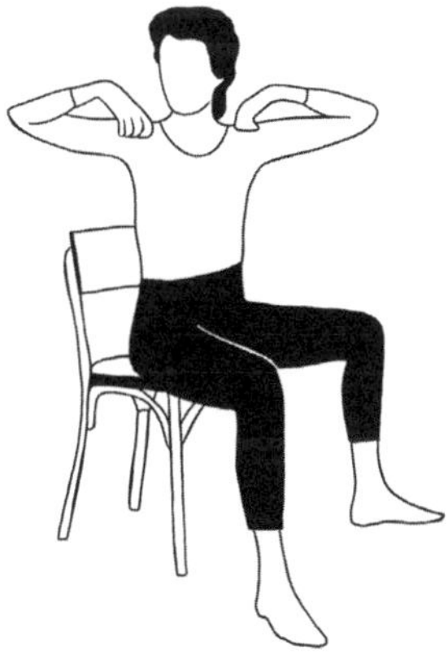

Placez vos mains aux épaules et montez vos coudes en les tirant en arrière.

EXPIREZ : tournez le buste en tirant un coude loin en arrière

INSPIREZ : ramenez le buste de face sans baisser les coudes.

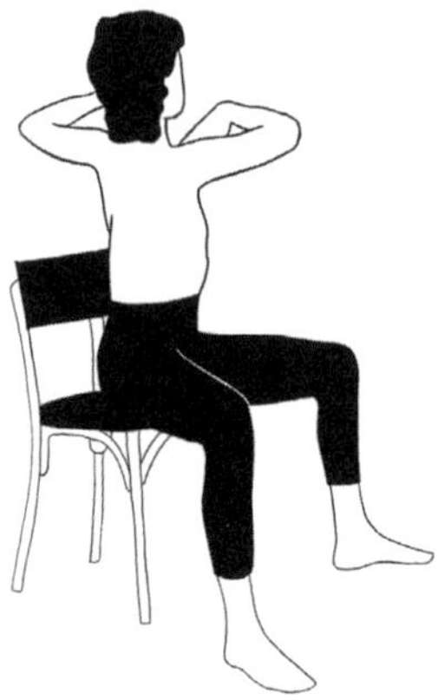

Effectuez dix fois l'exercice en tout.

Vous assouplissez votre colonne au niveau de la charnière dorso-lombaire.

CONSIGNE : les coudes restent à la hauteur des épaules, les appuis des fessiers ne se modifient pas. La tête accompagne le mouvement.

4 - ASSEYEZ-VOUS AU MILIEU DE LA CHAISE ET PLACEZ VOS MAINS SUR VOS GENOUX

CONSIGNE : Ne pas lâcher les genoux, ne pas plier les bras, ni soulever les fesses.

EXPIREZ : roulez sur vos ischions afin que le milieu du dos aille toucher le dossier de la chaise. Vous êtes volontairement dos rond.

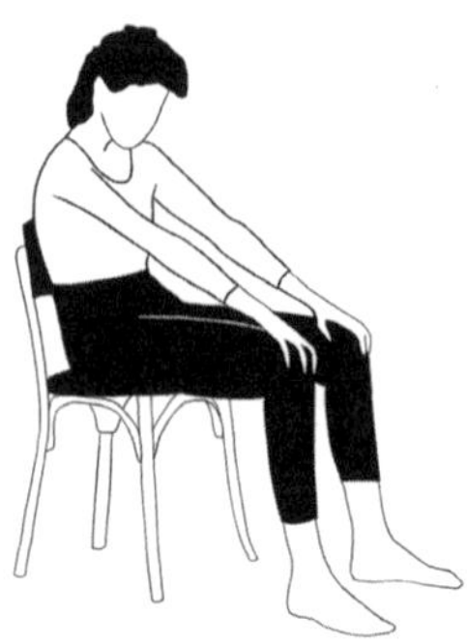

INSPIREZ : redressez le bas du dos et retrouvez-vous dos plat. Alternez lentement ces deux positions une dizaine de fois.

Vous alternez dos creux - dos rond, assouplissant ainsi votre colonne vertébrale. Pratiqué au cours de la journée, cet exercice soulage les lombaires.

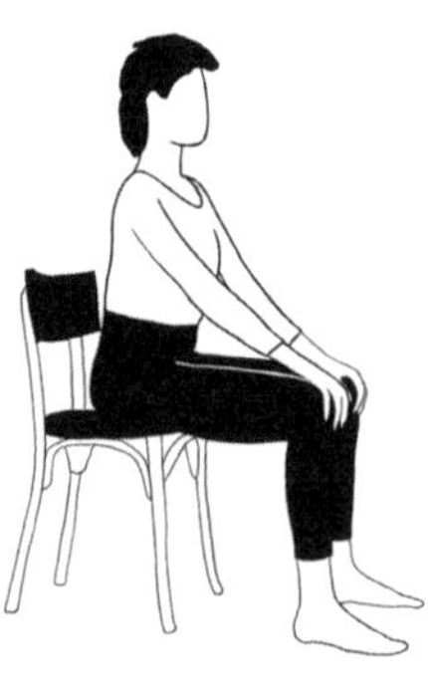

Erreur à ne pas commettre : se pencher d'avant en arrière, le dos ne s'articulerait plus.

5 - VOTRE DOS ÉTANT DISSYMÉTRIQUE, ÉTIREZ-LE EN CROISÉ

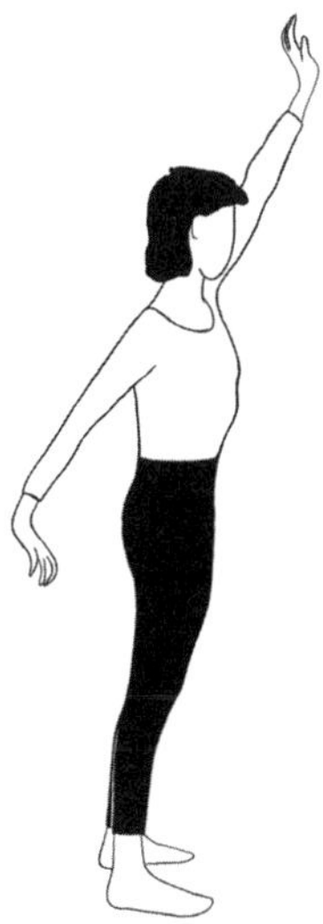

CONSIGNE : les bras doivent rester très près du corps, le dos ne bougera pas.

Rectifiez la position de votre bassin. Debout.

INSPIREZ : étirez un bras vers le haut tandis que l'autre repousse vers le sol légèrement en arrière.

EXPIREZ : ramenez les mains vers les côtes et alternez lentement l'exercice une vingtaine de fois.

Le bras du haut muscle et étire le haut du dos, tandis que celui du bas muscle en douceur les lombaires.

6 - CONTINUONS À MUSCLER ET STABILISER LE HAUT DU DOS, LE CORPS RÉÉQUILIBRÉ STOPPERA L'ÉVOLUTION ÉVENTUELLE DE LA SCOLIOSE

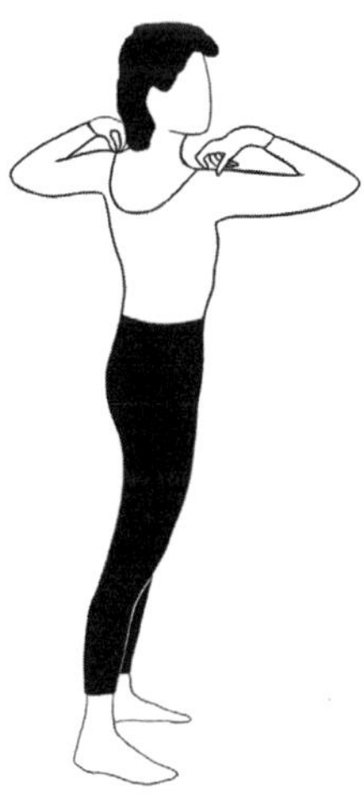

Debout dos droit, jambes légèrement fléchies, les deux mains sont aux épaules.

EXPIREZ : laissez monter les coudes à hauteur d'épaules. Un coude en avant l'autre sur l'arrière.

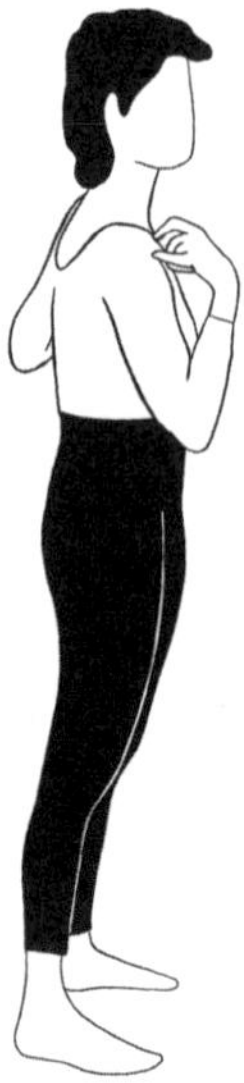

INSPIREZ : ramenez les coudes au corps puis continuez vingt fois en inversant.

Vous tonifiez les grand dorsaux et renforcez les muscles de l'épaule et les triceps.

Erreur à ne pas commettre : laisser le coude arrière partir sur le côté. Pencher le buste sur le côté, la rééducation serait alors inexistante (au besoin, surveillez-vous dans une glace).

7 - LE CRAWL

CONSIGNE : le dos est parfaitement droit, la nuque bien dans l'axe, le regard vers le sol.

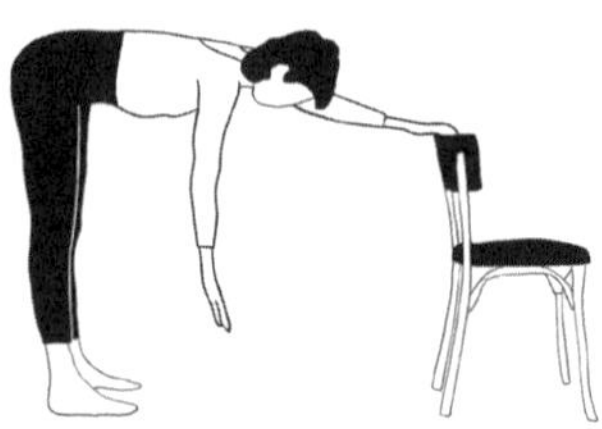

Saisissez un dossier de chaise et éloignez-vous en tirant les fessiers en arrière.

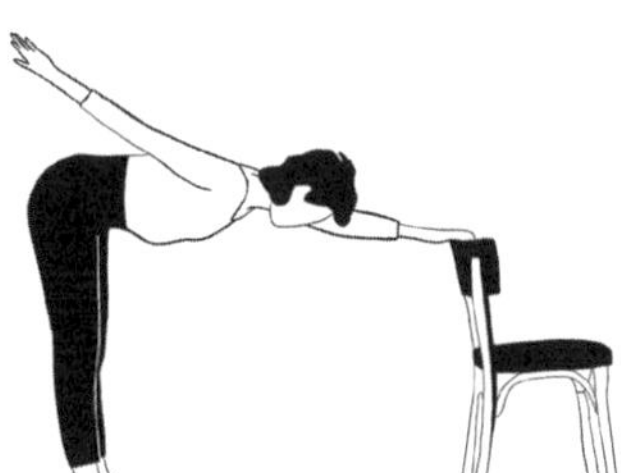

EXPIREZ : un bras descend tendu pour effectuer un cercle complet le long du corps.

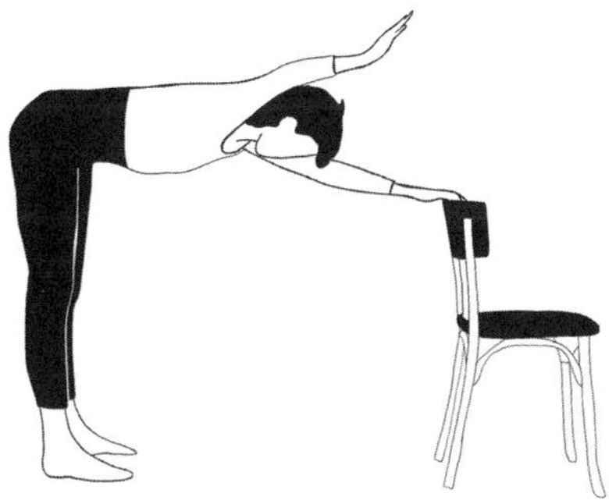

INSPIREZ quand le bras remonte pour reprendre place sur le dossier de chaise. Effectuez douze fois le mouvement en alternant.

Vous musclez votre dos sur toute sa longueur. Vous assouplissez votre ceinture scapulaire et redressez vos omoplates.

Erreur à ne pas commettre : bouger le bassin ou laisser monter l'épaule, vous muscleriez une colonne désaxée. Casser la ligne de nuque.

8 - TERMINEZ : SAISISSEZ LE DOSSIER EN SERRANT LES MAINS ET LES COUDES

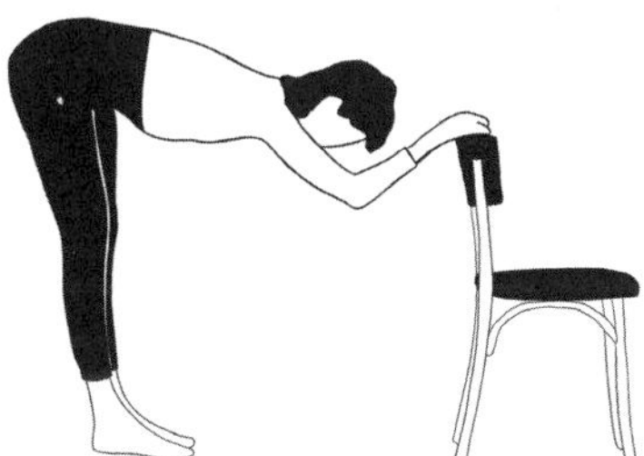

Ceux-ci peuvent rester fléchis. Tirez les fessiers en arrière et prenez conscience de l'étirement du dos.

Vous étirez à nouveau les chaînes postérieures, en axant plus particulièrement le travail sur le dos.

CONSIGNE : les bras sont le plus serrés possible, les jambes tendues. La nuque est dans l'axe du dos, le regard vers le sol.

Erreur à ne pas commettre : arrondir le dos, celui-ci devra rester entièrement droit, c'est au niveau du bassin que se situe l'articulation du mouvement. Ne tirez pas et n'appuyez pas sur le dossier de chaise, il n'est là que pour reposer les bras.

9 - PUIS EN EXPIRANT, RELÂCHEZ LES BRAS VERS LE SOL, LA NUQUE FLÉCHIE SUR L'AVANT

CONSIGNE : Les jambes légèrement fléchies, le dos est relâché, sans tension dans les épaules ni dans les bras.

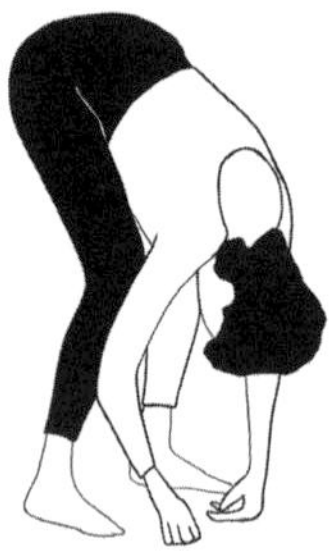

Restez quelques secondes pour profiter du relâchement du dos.

Cet exercice ne nécessite aucun effort, toutefois les personnes sujettes aux étourdissements doivent s'abstenir de rester la tête en bas.

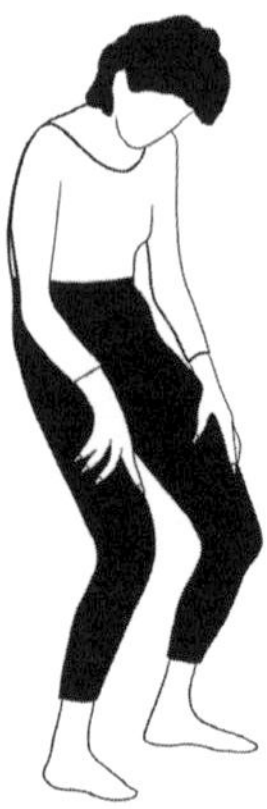

Pour remonter, prenez appui sur vos cuisses, les jambes légèrement fléchies et déroulez la colonne en finissant par la tête.

10 - RELAXEZ-VOUS

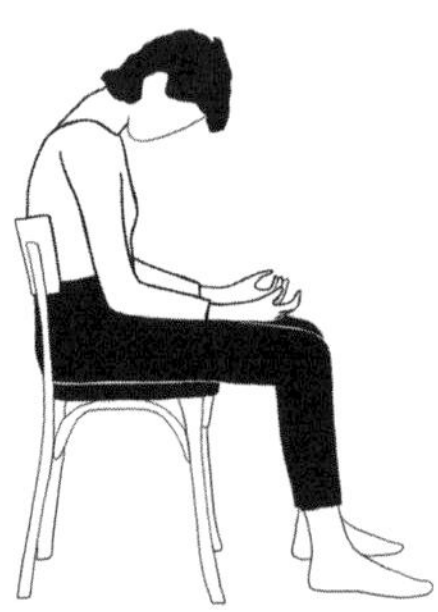

Assis sur une chaise les fessiers bien reculés, vous pouvez vous adosser.

Placez vos mains sur vos cuisses les poignets tournés vers le haut.

INSPIREZ en gonflant le ventre.

EXPIREZ lentement en laissant la nuque, les épaules et le haut du dos s'assoupir légèrement sur l'avant.

INSPIREZ à nouveau en prenant conscience du redressement du dos, et continuez une minute jusqu'à ne plus sentir aucune tension dans les épaules la nuque et les bras.

Vous relâchez le dos en profondeur tout en prenant conscience de la colonne vertébrale. La relaxation respiratoire vous calme et vous détend en profondeur.

Erreur à ne pas commettre : se pencher d'avant en arrière, le dos resterait droit et les tensions s'accentueraient.

CONSIGNE : Quand vous vous assoupissez, commencez par relâcher la tête, quand vous remontez, commencez par replacer le bas du dos.

CHAPITRE V

EXERCICES PRÉVENTIFS AMÉLIORANT L'ÉQUILIBRE

S'il est vrai qu'en vieillissant l'équilibre, comme toute fonction physique décroît, ce n'est pas une fatalité irrémédiable. Tout comme vous pouvez retarder le vieillissement de la peau en la traitant avec des crèmes et cosmétiques appropriés, vous pouvez retarder la perte de l'équilibre en travaillant quotidiennement cette qualité physique.

LA CHUTE

Chaque année deux millions de personnes de plus de 65 ans sont victimes d'une chute. Passé 80 ans, une personne sur deux tombera. Mais ces chiffres ne visent-ils pas surtout les sédentaires ?

Travaillez votre équilibre, renforcez vos chevilles et votre musculature, prenez confiance dans votre démarche et vous ferez partie de la moitié qui reste debout !

Dédramatiser

La chute n'a avant tout rien de dramatique, vous tombiez certainement vers 30 ou 40 ans mais n'y attachiez pas d'importance n'établissant pas de rapport avec l'âge.

Donc il est entendu que l'on a le droit de tomber ! mais ce qu'il faut avant tout apprendre, c'est la façon idéale de se relever. Si certaines chutes sont sans conséquences physiques, le moral peut rester atteint. Quelques personnes y voient un signe de vieillissement et s'isolent, réduisent leurs activités physiques ou culturelles. La peur de retomber est souvent plus dangereuse que la chute elle-même.

I - APPRENDRE À SE RELEVER DEVIENT ESSENTIEL

Il ne s'agit pas de sortir ce manuel de sa poche s'il vous arrive un jour de tomber ! Il convient de demander au corps d'avoir des réflexes et une mémoire suffisamment solide pour, en cas de chute, pouvoir se relever sans dégâts. C'est une habitude à prendre jeune, afin de sortir de son lit sans lésion pour la colonne vertébrale. Si vous effectuez de la gymnastique sur un tapis de sol, apprenez à vous relever sans brutaliser le dos. Ainsi, en cas de chute et éventuellement d'une fracture du poignet ou de l'épaule, il vous sera toujours possible de vous relever et de demander du secours. (Il reste entendu qu'en cas de fracture il est totalement déconseillé de bouger sans aide médicale, mais ces consignes ne sont plus valables si l'on est seul chez soi couché sur son carrelage. Vous pourrez au moins ramper jusqu'au téléphone). Voici comment vous relever, vous verrez, c'est bien plus simple encore que l'explication ne laisse paraître.

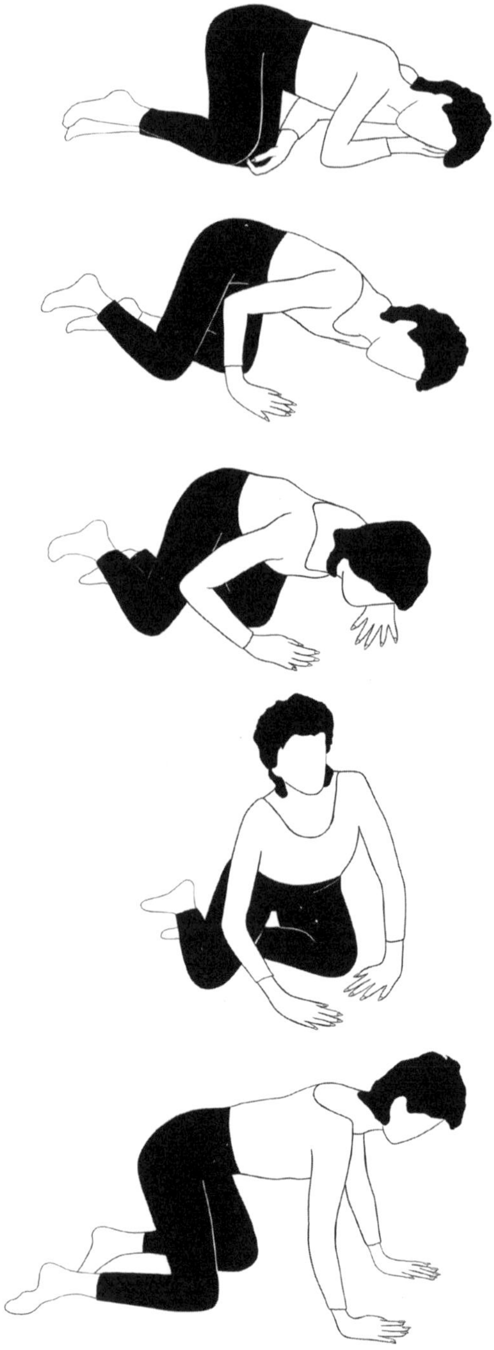

1 - Allongez-vous sur le côté.

2 - Fléchissez les deux jambes.

3 - Placez vos mains près de vos genoux.

4 - Transférez le poids de votre corps en avant, comme si vous vouliez raser le sol avec le nez.

5 - Vous vous retrouvez assis.

6 - Il ne vous reste plus qu'à passer à quatre pattes.

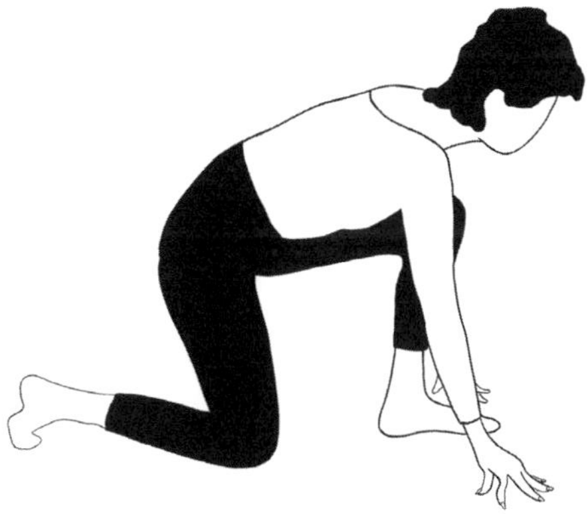

7 - Un genou
en terre.

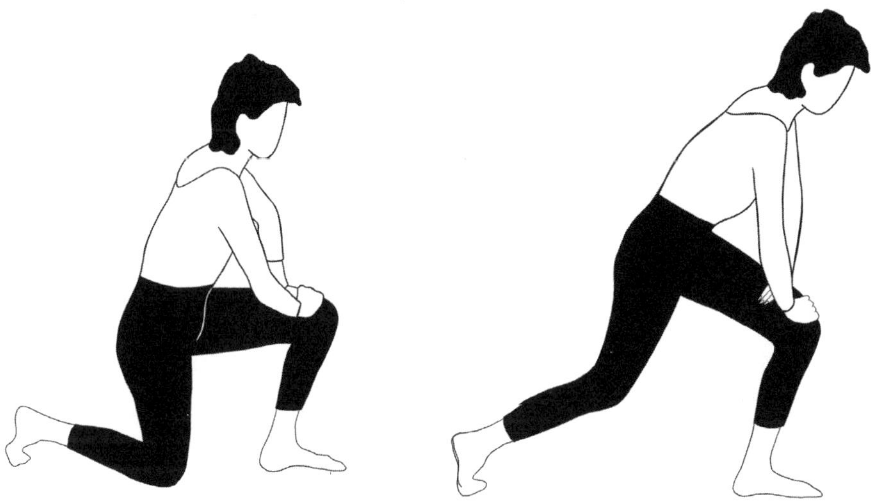

8 - Les mains l'une sur l'autre,
prenez appui pour passer debout.

NOTE : certains pratiquants de yoga ont appris à se relever autrement. La méthode utilisée en yoga correspond à l'état d'esprit et aux techniques de cette discipline, de même que celle utilisée en gymnastique sportive. Elle ne sont pas sans conséquences pour les colonnes vertébrales fragilisées par l'âge.

La méthode employée ici ne nécessite aucun effort musculaire. Vous vous relèverez facilement par un simple transfert du poids du corps.

Erreur à ne pas commettre : décoller le genou du sol dans la phase 4, le dos serait alors sollicité et vous perdriez le bénéfice de cette méthode.

II - TRAVAILLEZ VOTRE ÉQUILIBRE

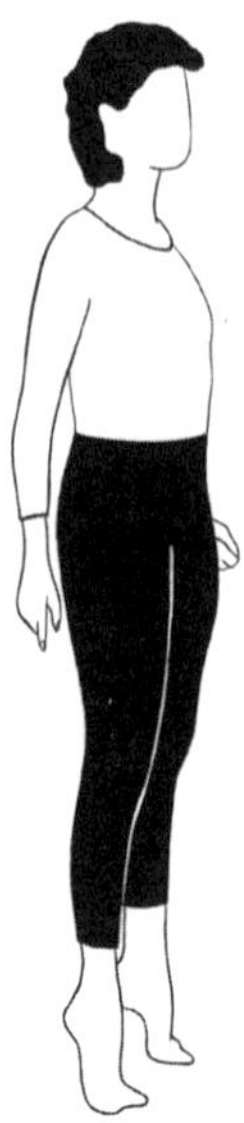

- Exercice de base

Montez sur la pointe des pieds et essayez de rester 10 secondes, puis 15.

Prenez un point fixe avec votre regard en le choisissant au niveau de votre tête.

Sentez-vous suspendu au plafond.

- Dans les magasins

Vous attendez que le client précédent ait fini son interminable commande ! Décollez alors légèrement les talons du sol - même avec des chaussures hautes -. Personne ne soupçonnera que vous travaillez votre équilibre au lieu de perdre votre temps.

- Dans les transports

Tant pis, plus de place assise ! Ayez le pied marin. Sans prendre le risque d'une chute, placez-vous dos à une colonne ou un appui quelconque sans toutefois le toucher. Cet appui sera là pour vous rassurer et vous retenir dès que vous vacillerez. Concentrez-vous alors sur les appuis des pieds et essayez de tenir debout sans vous tenir.

- Chez vous

Si vous avez du parquet ou du carrelage au sol, essayez de marcher sur la même ligne le plus longtemps possible sans dévier. Si vous en avez l'espace, tracez une ligne au sol au dans la terre et suivez-là sans dévier.

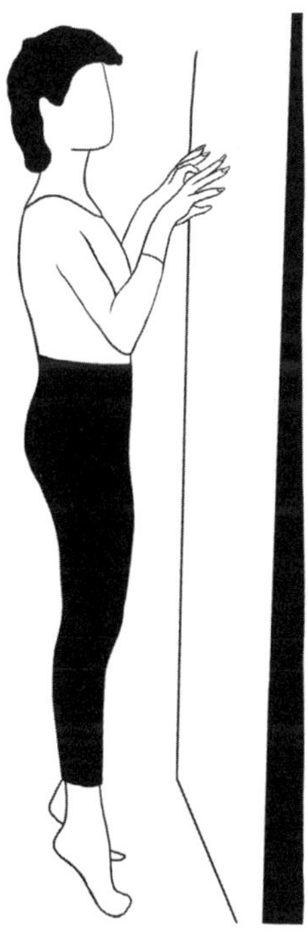

- Face à un mur

Passez sur la pointe des pieds et essayez de tenir sur pointe les yeux fermés. N'ayant plus de repères visuels, le cerveau a du mal à effectuer sa commande. C'est une excellente rééducation. Difficile, mais sans risque car vos index pointés vers le mur sont là pour vous retenir en cas de chute.

- En promenade

Marchez en prenant conscience du sol sur lequel votre pied vient de se poser. Cela vous reliera à la terre et permettra au pied de mesurer la distance entre lui et le sol ou l'obstacle. Vous reprendrez facilement confiance dans votre démarche.

Marchez toujours avec des chaussures adaptées, de préférence qui maintiennent la cheville.

III - RENFORCEZ VOS PIEDS ET VOS CHEVILLES

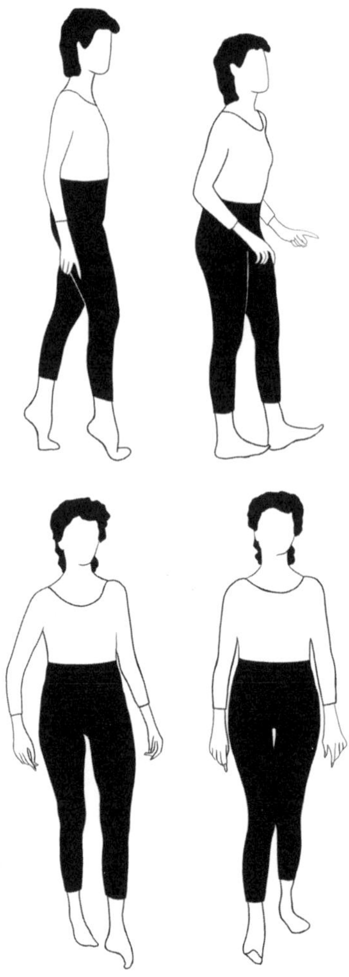

- Marchez durant une minute sur la pointe des pieds, vous prendrez rapidement de l'assurance.

- Marchez en appui sur les talons.

- Puis 10 pas sur les pointes, 10 pas sur les talons en alternance. Déplacez-vous de plus en plus rapidement.

- Marchez 4 pas en appui sur le bord externe du pied , 4 pas sur le bord interne - sans écarter trop les jambes toutefois.

Vous massez vos pieds, musclez la voûte plantaire et renforcez vos chevilles. Vous travaillez intensément l'équilibre.

IV - MASSAGE MAGIQUE

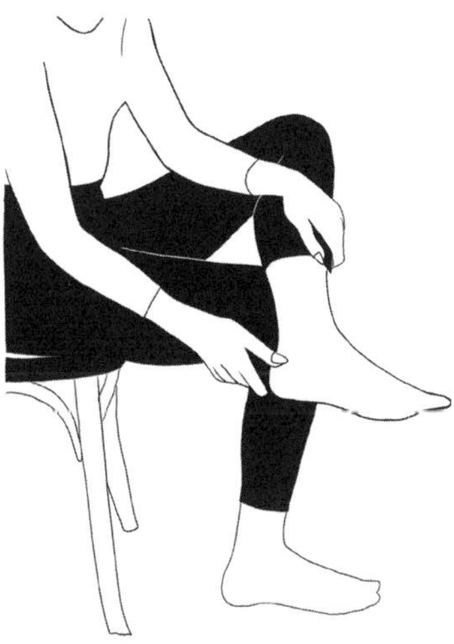

Asseyez-vous sur une chaise et repliez une jambe en la posant sur l'autre cuisse. Massez le calcanéum et le tendon d'Achille en remontant. Placez vos doigts en pince et appuyez fortement en remontant.

Pratiquez ce massage une minute par jour de chaque côté, vous serez étonné de voir votre équilibre s'améliorer rapidement.

Méfiez-vous des chaussures confortables sans talons de style tennis ou chaussures de marche. Le pied est tellement habitué à ce confort que nous ne nous rendons pas compte que ces chaussures sont parfois complètement usées. Sur les souliers de ville l'usure est visible, sur les semelles de gomme celle-ci atteint parfois sur 1 ou 2 cm sans être perceptible. Il résultera de la marche avec des chaussures usagées des douleurs du dos et du genou. Regardez et mesurez les talons fréquemment, nous usons souvent une semelle plus que l'autre.

Rappel : l'ostéroporose

La masse osseuse ayant diminué, la fragilité des os est accrue. Cette pathologie est le plus souvent sensible au niveau des poignets, du col du fémur. Ceux-ci se brisent lors des chutes.

Il conviendra de renforcer les muscles des segments fragilisés et de bien couvrir les besoins en calcium de l'organisme.

N'oubliez pas que l'activité physique régulière est le meilleur remède contre l'ostéoporose.

V - UNE MAUVAISE CHUTE, UN ACCIDENT STUPIDE

...autant d'adjectifs péjoratifs pour qualifier une malchance qui aurait pu être évitée.

Les pieds dans le fil du téléphone

Le téléphone doit toujours être placé EN BAS. De manière à ce que l'on puisse justement l'atteindre en cas de chute sans avoir à se lever si nous n'en avons pas la force. Mais les fils ne doivent pas traîner au sol.

Glisser dans la salle de bain

C'est mouillé, on est pressé (ou le téléphone sonne justement) ! Prévoyez des tapis devant la baignoire ou des sols à relief.

Conseils préventifs

- Installez une main courante dans les escaliers solidement fixée. Méfiez-vous des tapis d'escalier qui parfois se décollent.

- Faites placer des poignées dans les toilettes afin de vous relever facilement. Placez-en également une en oblique sur le mur de la baignoire. Si vous faites refaire la salle de bain préférez des douches plutôt que des baignoires ou sabots. Prévoyez pour vos "vieux jours". Les baignoires sont hautes, dangereuses car glissantes.

- Évitez les échafaudages improvisés pour changer une ampoule électrique ou dépendre les rideaux. Utilisez un escabeau ou mieux, demandez de l'aide !

- Évitez de retourner seul votre matelas. En général on effectue cette opération deux fois par an, vous pouvez bien trouver quelqu'un ou rémunérer un jeune si vous avez des scrupules. Votre dos est fragile et c'est d'ailleurs pourquoi vous avez choisi un matelas si lourd.

CHAPITRE VI

EXERCICES PRÉVENTIFS AMÉLIORANT LA MÉMOIRE

Mnémosyné : *"Mnémosyné est la personnification de la mémoire, elle est la fille d'Ouranos (le ciel) et de Gaîa (la terre), et appartient au groupe des Titanides. Zeus s'unit à elle en Piérie, pendant neuf nuits de suite, et au bout d'un an, elle lui donna neuf filles, les Muses". (Dictionnaire de la Mythologie PUF).*

Il existe plusieurs formes de mémoire, agissant à des degrés différents. Nous avons vu que la mémoire était la mère des muses. Quoi de plus primordial pour un artiste que ses sens. Ceux-ci sont plus développés que chez le vulgum. C'est la mémoire visuelle qui donne au peintre cet œil capable de choisir l'éclairage de son sujet en fonction de l'heure du jour. Mémoire olfactive ou sensitive chez les poètes, mémoire auditive chez les musiciens ...

I - LA MÉMOIRE DES SENS

Mémoire visuelle : celle qui nous permet de reconnaître une relation de vacances 5 ans après.
Mémoire olfactive : l'odeur de chez ma grand-mère.
Mémoire gustative : la célèbre "madeleine" de Proust.
Mémoire auditive : donner un nom à un morceau de musique.
Mémoire sensitive : certains tissus évoquent des souvenirs.

Les plus sollicitées restent la mémoire visuelle et la mémoire auditive. La mémoire visuelle est très utilisée - parfois à notre insu - dans la publicité. La mémoire auditive permet de prévenir le cerveau d'un éventuel danger, de reconnaître au téléphone une voix oubliée, de chanter juste etc.

Mais il existe des mémoires plus terre à terre. Certaines personnes ont la mémoire innée des chiffres tandis que d'autres se refusent à retenir un numéro de téléphone. Certains seront plus physionomistes, ou sauront les noms de tout le voisinage, ou connaîtront un nombre infini de noms de médicaments. D'autres encore apprendront sans peine des poésies ou des chansons ou reconnaîtront un vin dès la première gorgée.

Mais la mémoire comme toutes les qualités physiques se perd si elle n'est pas entretenue.

Nous perdons environ 50 000 neurones par jour. Rassurons-nous, nous en avions environ 100 milliards. Mais si ces cellules nerveuses ne sont pas entretenues, elles meurent et ne se reconstituent pas. C'est pourquoi il convient en vieillissant de travailler sa mémoire.

Voici quelques petits exercices
qui vous permettront de tester votre mémoire.

La mémoire visuelle

SANS RELIRE LES LIGNES PRÉCÉDENTES

- Quel est chez les grecs le nom de la personnification de la mémoire ?

- De qui est elle la fille ?

- Quel est le père de ses enfants ?

- Comment a t'elle été fécondée, qui sont ses enfants ?

- Vous venez de faire travailler la mémoire visuelle, car vous aviez lu ce chapitre il y a deux minutes.

VOTRE RÉFRIGÉRATEUR

- Sans regarder, pouvez-vous faire l'inventaire de ce que contient votre réfrigérateur.

- Faites mentalement la liste des commissions que vous aurez à effectuer prochainement.

- Allez vérifier et notez vos erreurs.

- Afin de faire travailler votre mémoire, lorsque vous effectuez vos achats, ne regardez la liste de commissions que quand vous êtes à la caisse.

La mémoire ancienne

C'est celle qui vieillit le moins. Il n'est pas rare d'entendre les personnes âgées réciter les stances du Cid ou le Songe d'Athalie sans faute, ayant appris ces textes dans leur jeunesse. Mais ces surdoués de la poésie seraient-ils capables aujourd'hui de retenir un poème aussi facilement ? Faites l'essai. Vous trouverez sans peine un recueil de poèmes ou une petite page de prose, choisissez chez votre auteur préféré et mémorisez ce texte. Récitez-le dans une heure, puis demain, puis la semaine prochaine. Testez ainsi la longévité de votre mémoire.

La mémoire immédiate

Elle se perd plus facilement. C'est celle que les garçons de café utilisent pour servir sans erreur une tablée de 6 personnes. Elle possède, comme une ardoise, la faculté d'être très vite effacée.

Voici comment vous amuser à la faire travailler.

DANS LA RUE EN MARCHANT

- Très vite, comment était habillée la personne que je viens de croiser ? Sa coiffure ? Lunettes ou pas ?

- Regardez une vitrine de magasin, mémorisez. Marchez dans la rue et mentalement reconstituez la vitrine. Quand l'inventaire est terminé, retournez sur vos pas vérifier. Notez-vous et constatez vos progrès.

DANS LA SALLE D'ATTENTE (MÉDECIN OU COIFFEUR)

- Regardez le décor, le mobilier, les personnes présentes. Puis plongez le nez dans un journal (sans lire, juste pour vous donner une contenance).

- Pendant ce temps reconstituez le décor, quand votre tableau mental est terminé, vérifiez. Vous serez peut-être étonné de voir le papier peint de cette couleur ou les revues rangées autrement.

RECONSTITUEZ LE REPAS DE LA VEILLE

- Qu'avez-vous mangé lors du dernier repas ?

- Comment étiez-vous habillé ? Quelle est la dernière personne avec qui vous avez dîné et qu'a-t-elle mangé ?

Autant de petits jeux que vous pouvez inventer pour travailler votre mémoire en vous distrayant.

II - LA CONCENTRATION ET L'ATTENTION

Vous voyez la mémoire est très liée à l'attention.

Voici maintenant un exercice spécifique pour travailler la concentration et l'attention. Vous l'effectuerez avec un poste de radio. Peut-être avez vous remarqué que quand une émission vous intéresse vous aviez tendance à monter le volume afin de mieux suivre. C'est une erreur, habituez plutôt votre oreille à se tendre, la concentration sera plus grande. Voici l'exercice proposé.

CHOISISSEZ UNE ÉMISSION CULTURELLE À LA RADIO SUR UN SUJET QUI VOUS INTÉRESSE

- Mettez le volume au minimum sans faire de trop grands efforts pour saisir les paroles. Les bruits domestiques habituels (réfrigérateur, chasse d'eau, lave-linge etc) ne doivent pas couvrir les paroles.

- Regardez votre montre ou mieux, un chronomètre.

- Commencer à écouter l'émission et suivez avec attention ce qui est dit. Suivez le plus longtemps possible mais dès que vous décrochez l'attention, arrêtez votre chronomètre.

- Notez le temps que vous avez tenu, vous serez peut-être surpris par votre manque de concentration ou d'attention sur un sujet qui pourtant vous intéressait. Alors recommencez tout de suite, déjà vous suivez l'émission plus longtemps. Travaillez ainsi tous les jours, vous serez stupéfait de la rapidité de vos progrès.

Cet exercice très important permet de travailler :
- la mémoire
- l'audition
- la concentration
- l'attention
- l'intérêt

Il évite ainsi le vieillissement du cerveau, l'isolement progressif - imperceptible par l'intéressé - des personnes âgées "dans leur monde", qui n'écoutent plus et que parfois même l'on croit sourdes. Les jeunes retraités qui lisent ce chapitre se disent bien sûr qu'ils ont bien le temps, et mettent mon exercice en mémoire. C'est justement pour les plus jeunes que ces exercices sont faits, les bonnes habitudes se prennent tôt. N'oubliez pas, vous avez perdu 50 000 neurones depuis hier ! Faites également faire ces exercices de concentration aux écoliers, vous serez étonnés de voir que leur attention n'est parfois pas meilleure que la vôtre. Mais par contre, quels progrès dans leur scolarité quand ils arriveront à maîtriser l'exercice.

III - LA STRUCTURATION DE LA MÉMOIRE

ÉCOUTEZ LES INFORMATIONS

(éventuellement à la TV mais c'est plus facile qu'à la radio)

- À la fin du journal résumez les titres dans l'ordre de l'importance donnée par le journaliste.

RACONTEZ TOUT HAUT UN FILM

Celui que vous venez de voir ou un que vous avez vu récemment. Ou mieux, prenez une feuille de papier et résumez-le par écrit.

Le cerveau lui aussi doit faire sa gym. Les chiffres sont là, l'espérance de vie est de plus en plus grande.

Pourquoi ne pas nous donner les moyens d'une indépendance et d'un bien-être à long terme pour mieux profiter de cette vie qui nous est donnée ?

CHAPITRE VII

SÉANCE GYMNIQUE APPROPRIÉE AU TYPE CYPHOSE

Nous allons tout d'abord effectuer des mouvements doux mais dynamiques destinés à réveiller les articulations.

Viendra ensuite un travail spécifique de redressement du dos. Enfin, nous aborderons la musculation des abdominaux et des fessiers.

Cette séance se terminera par des exercices visant à stabiliser la colonne. Vous vous sentirez bien, léger et détendu à l'issue de ce travail.

I - ÉCHAUFFEMENT

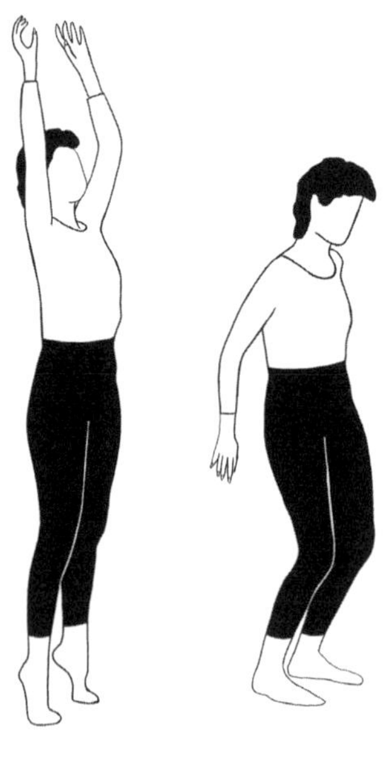

1 - DEBOUT PIEDS PARALLÈLES, LES JAMBES BIEN SOUPLES

- En prenant de l'élan, montez les bras en passant sur la pointe des pieds sur l'inspiration.

- Baissez les bras en laissant les jambes se fléchir naturellement sur l'expiration.

- Progressivement, montez de plus en plus haut et envoyez les bras de plus en plus loin en arrière.

Vous préparez votre organisme à la séance. Travaillez votre équilibre, musclez vos mollets et décontractez votre corps tout en l'oxygénant.

Erreurs à ne pas commettre : accélérer la respiration. Celle-ci doit être consciente. Dans les mouvements toniques, on peut avoir tendance à l'hyper ventilation.

2 - PLACEZ VOS MAINS SUR LES ÉPAULES

- Tirez les coudes légèrement en arrière.

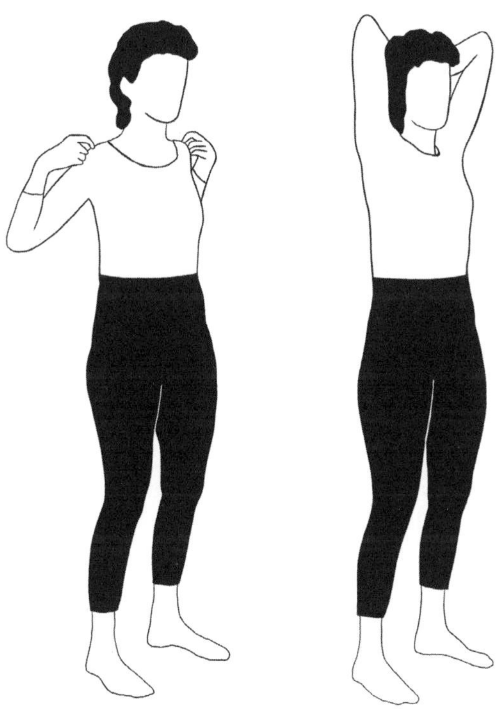

- Montez les coudes en inspirant et redescendez-les sur l'expiration.

3 - CONSERVEZ MAINTENANT LES COUDES À HAUTEUR D'ÉPAULES

> *CONSIGNE :*
>
> *Évitez de cambrer les lombaires. N'inspirez pas à fond et expirez lentement prenez conscience de l'étirement.*

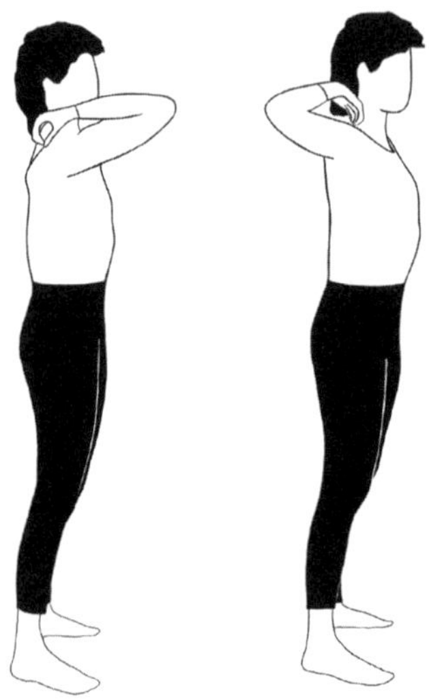

- Serrez-les en expirant et écartez-les en inspirant.

Vous redressez le haut du dos dans le premier exercice et élargissez la surface entre les omoplates dans le second.

Erreurs à ne pas commettre : baisser les coudes quand ils doivent se serrer. L'exercice perdrait de son efficacité.

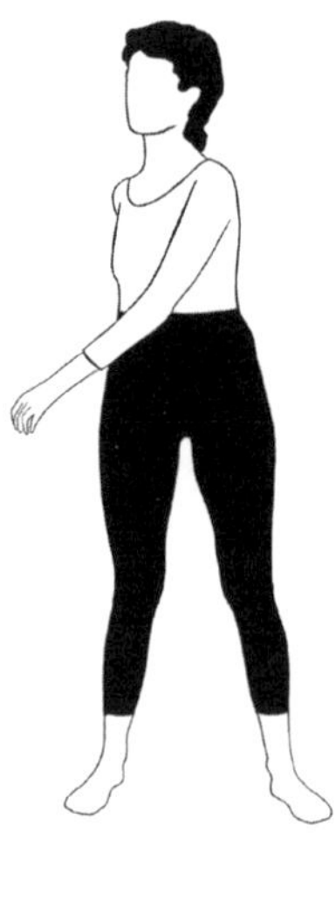

4 - BALANCEZ VOS BRAS DE DROITE À GAUCHE AFIN DE BIEN DÉTENDRE LES ÉPAULES

5 - REPRENEZ LE TRAVAIL DE REDRESSEMENT DU HAUT DU DOS

Travaillez cinq fois de suite avec le même bras avant d'alterner. Main droite sur la nuque :

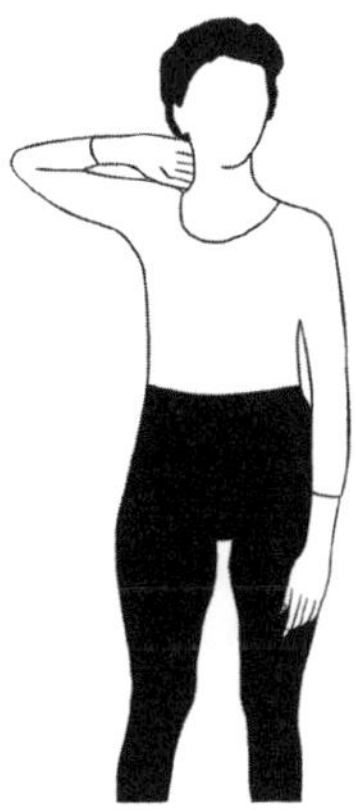

- Tirez le coude droit loin en arrière,

- Tendez ensuite le bras droit vers la gauche de façon à placer le coude près de la tête,

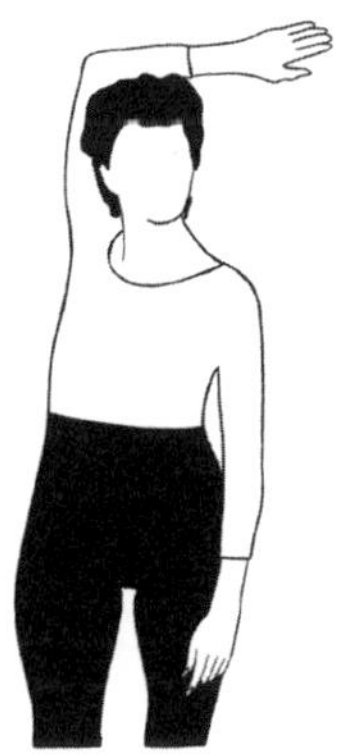

- Ramenez le coude en fermeture.

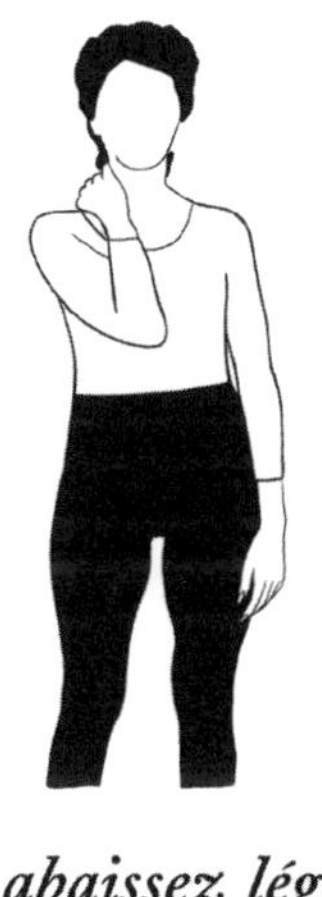

Vous redressez l'omoplate droite et abaissez légèrement la gauche. Le travail en dissymétrie permet de mieux prendre conscience des différences entre les deux côtés.

6 - ASSOUPLISSEZ LENTEMENT VOTRE NUQUE AFIN DE BIEN LA DÉTENDRE

7 - PLACEZ-VOUS PIEDS PARALLÈLES DISTANTS D'UNE LARGEUR DE BASSIN

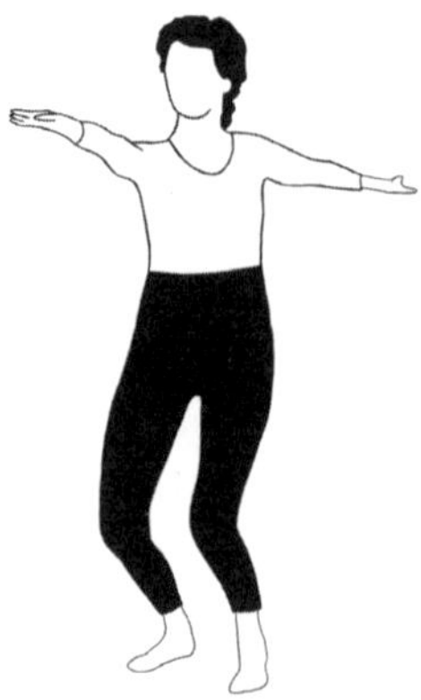

- Pliez vos genoux sans soulever les talons tout en étirant un bras sur l'avant et un bras sur l'arrière.

- Alternez en respirant régulièrement.

CONSIGNE : Conservez le dos droit : ne pas obliquer le corps en avant, ni soulever les talons. Les genoux doivent descendre à l'aplomb des pieds. Progressivement les bras monteront, mais contrôlez la rectitude du dos.

Vous tonifiez vos cuisses en assouplissant la ceinture scapulaire sans fatigue.

Erreurs à ne pas commettre : laisser le bassin partir en arrière. Le poids du corps devra reposer légèrement sur les talons.

8 - PLACEZ MAINTENANT VOS MAINS SUR LES HANCHES

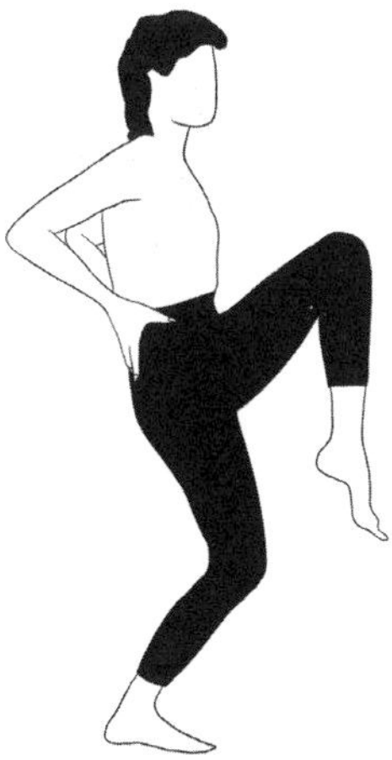

Les pouces sur l'avant, les doigts restants sur l'arrière.

Fléchissez vos jambes :

- en montant alternativement un genou vers la poitrine
- en tirant les coudes en arrière.

Vous tonifiez vos abdominaux tout en redressant le haut du dos. Vous musclez vos cuisses et fortifiez l'articulation de la hanche.

Erreurs à ne pas commettre : laisser la poitrine partir en avant, ce qui annulerait le travail abdominal.

II - AVEC UNE CHAISE

1 - ASSEYEZ-VOUS SUR UNE CHAISE

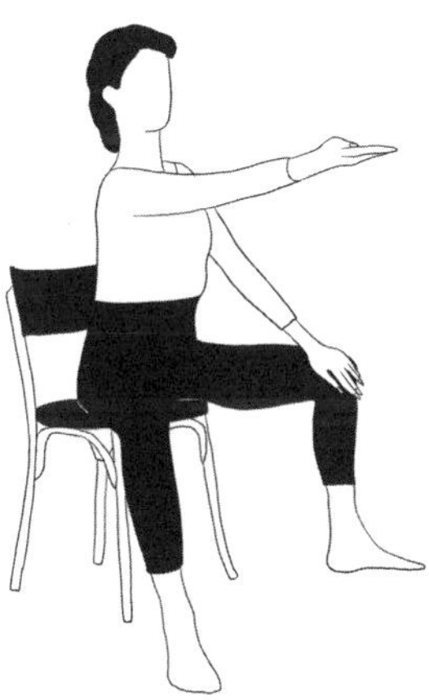

- Écartez vos jambes au maximum.
- Placez la main gauche sur le genou gauche et étendez le bras droit en avant, paume tournée vers le plafond.

CONSIGNE : Placez-vous dos droit en appui sur les ischions, la tête bien de face, celle-ci suivra le mouvement de la main. La main gauche bloque tout mouvement de la jambe.

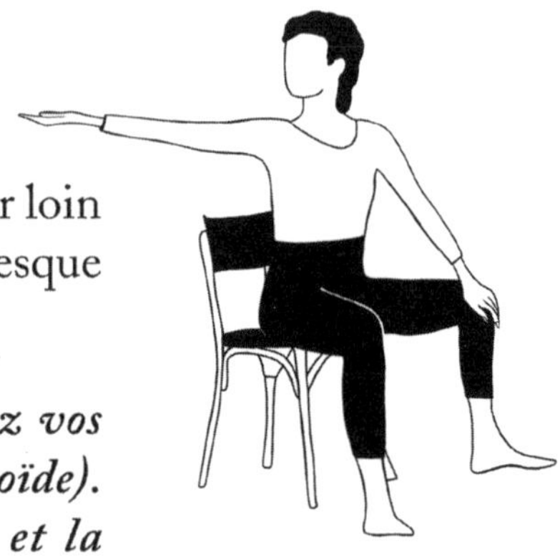

- Avec la main droite, allez chercher loin en avant, puis vers le côté droit, presque en arrière.

Vous affinez votre taille et replacez vos omoplates (en travaillant le rhomboïde). Vous assouplissez le haut du dos et la nuque.

Erreur à ne pas commettre : laisser le genou gauche pivoter vers l'intérieur, le bassin se déplacerait.

2 - PLACEZ-VOUS FACE À UN DOSSIER DE CHAISE

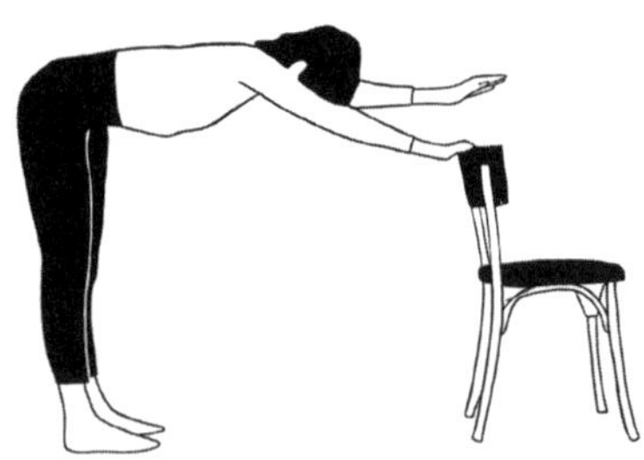

- Saisissez-le et reculez les pieds. Vous mettrez alors votre corps à l'équerre et ne bougerez plus le dos.

- Effectuez des battements de bras : montez alternativement les mains en lâchant le dossier puis en le reprenant.

> *CONSIGNE : Les bras restent à côté des oreilles, le regard vers le sol, une main reste toujours en contact avec la chaise.*

Vous musclez vos spinaux, sans danger pour les dos fragiles.

Erreurs à ne pas commettre : relever la tête, ce qui casserait la ligne de nuque. Laisser monter l'épaule, les lombaires seraient alors sollicitées. Vouloir aller trop vite et lâcher le dossier de chaise.

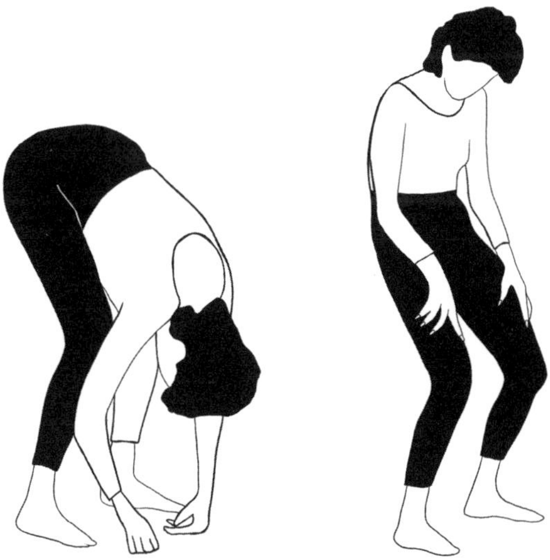

Quand vous avez terminé, relâchez votre dos en avant les jambes légèrement fléchies et, en prenant appui sur vos cuisses, déroulez la colonne vertèbre par vertèbre.

III - TRAVAIL AU SOL

1- UN EXERCICE POUR LES ABDOMINAUX TRÈS INTENSIF

- Allongez-vous jambes en crochet.

- Effectuez des séries progressives. Enchaînez trois séries par séance.

Exemple : la première fois, 3 séries de 6 ; la fois suivante, 3 séries de 8 ; la semaine d'après, 3 séries de 10.

Dans cet exercice la nuque est en flexion, c'est pourquoi celui-ci est conseillé aux personnes ayant la nuque inversée.

Mise en garde : cet exercice sollicite les trapèzes, il convient d'effectuer de courtes séries afin de ne pas fatiguer la nuque.

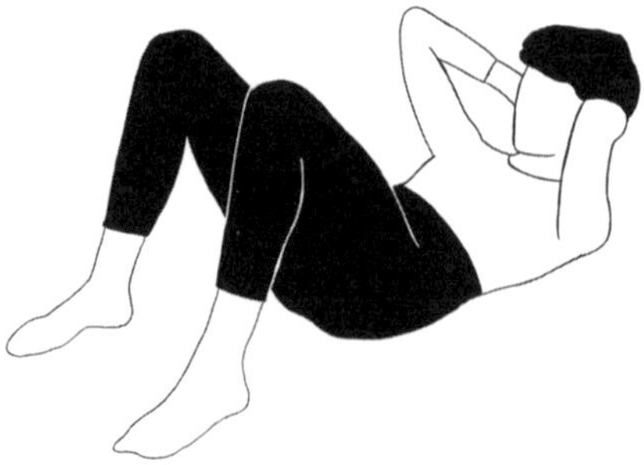

- Placez vos mains derrière la nuque. En expirant, amenez les coudes vers les genoux.

> *CONSIGNE : Laissez toujours les pieds au sol tandis que vous exécutez le mouvement.*

Terminez l'exercice en berçant lentement la tête au sol latéralement afin de supprimer toute tension de la nuque.

2 - REPLIEZ VOS GENOUX SUR LA POITRINE

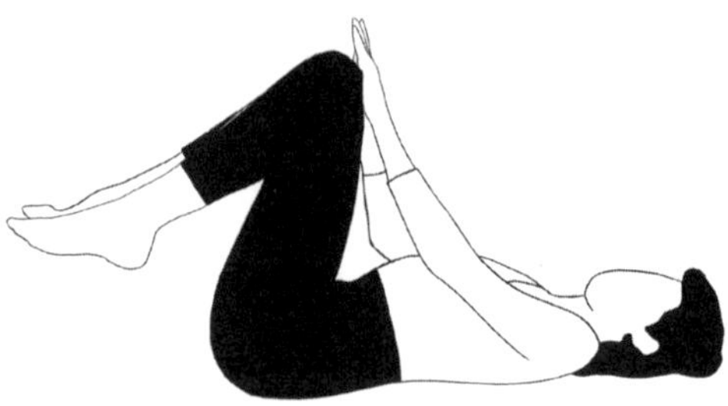

- Placez vos mains sur vos genoux, paumes côté cuisses.

> *CONSIGNE : Gardez les lombaires au sol, si besoin, placez une serviette roulée sous les fessiers. Dans la phase de relâchement, conservez les genoux sur la poitrine.*

L'exercice consiste à travailler en contre force : les genoux tirent sur la poitrine tandis que les mains les repoussent, empêchant ainsi tout mouvement.

- INSPIRATION : tirez les genoux très près de la poitrine.

- Rétention : les mains repoussent les genoux qui tentent de se rapprocher de la poitrine.

- Expiration : relâchement et détente.

Erreurs à ne pas commettre : laisser les épaules remonter et la nuque se crisper. Vouloir travailler trop en force.

3 - RESTEZ ALLONGÉ SUR LE DOS

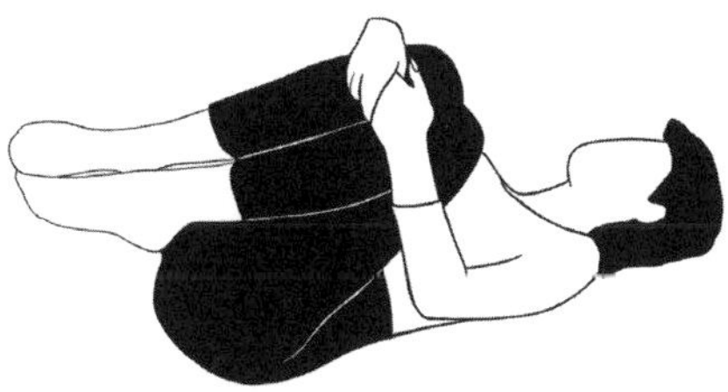

- Bercez les genoux dans vos bras latéralement.

Vous soulagez vos lombaires et détendez la nuque.

> *CONSIGNE : Effectuez l'exercice sans aucun effort en vous laissant aller à la détente et en respirant calmement et régulièrement.*

Erreur à ne pas commettre : vouloir aller trop loin et rouler !

4 - TRAVAIL DES FESSIERS

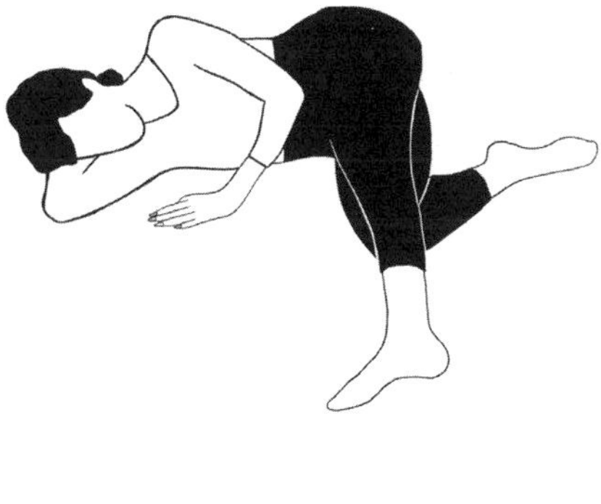

- Effectuez une série de dix élévations, puis changez de côté.

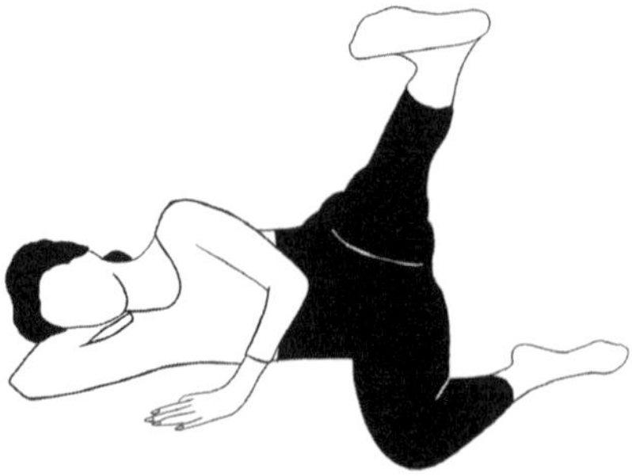

- Allongez-vous sur le côté droit, fléchissez la jambe et le bras droit, la tête repose confortablement sur le bras droit.

La jambe gauche est tendue en avant, ainsi les deux genoux se touchent.

- EXPIREZ en élevant la jambe gauche tendue.

- INSPIREZ en la ramenant au sol.

Vous musclez intensément vos fessiers, il convient d'expirer pendant l'effort.

Erreurs à ne pas commettre : vouloir monter trop haut en entraînant le bassin, le dos serait vrillé. Rouler sur la fesse au départ, le travail musculaire des fessiers serait nul.

> *CONSIGNE : Laissez le genou droit en contact avec le sol, c'est lui qui maintient la bonne position du dos. La jambe gauche reste tendue durant tout l'exercice. Quand celle-ci revient, les deux genoux sont exactement l'un au dessus de l'autre.*

5 - ALLONGEZ-VOUS SUR LE DOS, JAMBES EN CROCHETS

- Placez vos bras en croix. Étendez très légèrement vos jambes afin de les éloigner du bassin, mais celles-ci devront rester fléchies. Serrez complètement les genoux et les pieds, ceux-ci le resteront durant tout l'exercice.

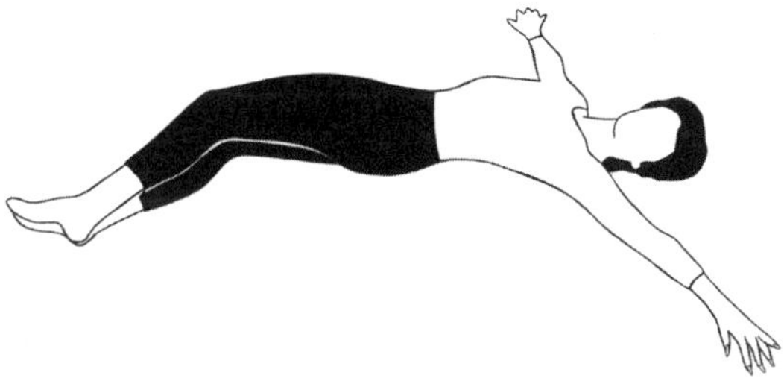

- Envoyez vos genoux d'un côté tandis que la tête pivote légèrement de l'autre.

- Restez dans la posture afin de sentir l'allongement des lombaires et changez lentement de côté.

CONSIGNE : Les chevilles et les genoux doivent rester soudés, un pied décolle du sol pour ne pas se détacher de la cheville.

Vous allongez vos lombaires par une torsion douce, prenez conscience de l'harmonie de la colonne vertébrale dans ce mouvement.

Erreurs à ne pas commettre : soulever les pieds du sol, la charge de vos jambes serait fatale à votre dos. Décoller les épaules du sol en cherchant à aller trop loin avec les genoux.

6 - ASSEYEZ-VOUS EN FLÉCHISSANT UNE JAMBE EN OUVERTURE

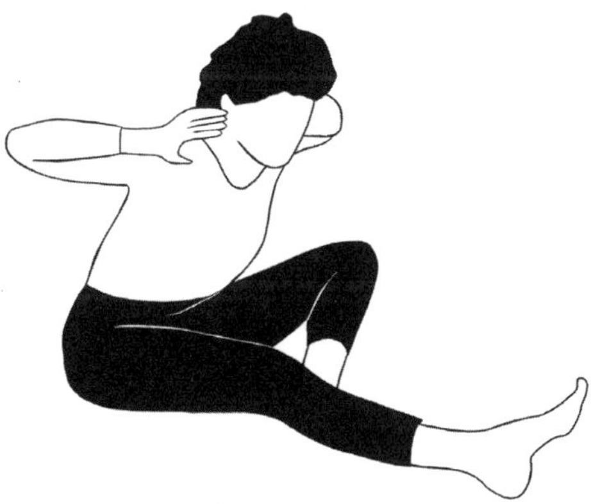

L'exercice proposé peut s'effectuer assis par terre, comme ici, ou sur une chaise.

- Tandis que vous placez l'autre en avant : suivant votre souplesse, la jambe avant est étendue, ou tendue.

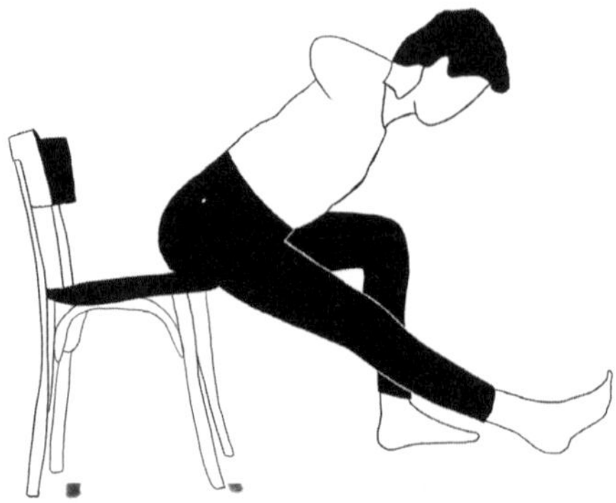

- Placez vos deux mains sur la nuque. Tirez les coudes en arrière en vous penchant vers la jambe avant.

- Les coudes tirés en arrière, le haut du dos se redresse.

Vous étirez le haut du dos, l'arrière des jambes et les adducteurs. La jambe avant peut rester légèrement fléchie.

Erreurs à ne pas commettre : vouloir baisser la tête, ce qui n'assouplira pas le bas du dos !

Votre respiration

Plutôt que de "tirailler" sur les muscles, accompagnez le mouvement en vous aidant de la respiration.

- INSPIRATION,
- EXPIRATION LENTE en exécutant le mouvement,
- INSPIRATION : restez dans la posture d'étirement maximum,
- EXPIRATION : relâchement en avant, libération des tensions.

7 - UN GRAND CLASSIQUE : LE CHIEN / LE CHAT

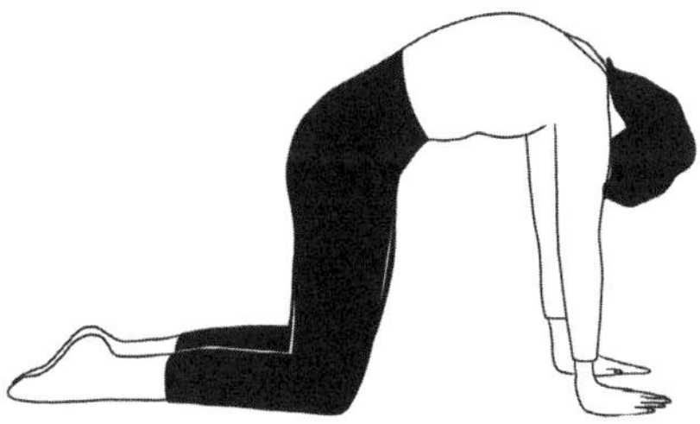

- Placez-vous à quatre pattes dos plat. Prenez conscience de la longueur de la colonne vertébrale depuis la tête jusqu'au coccyx.

- Baissez la tête au maximum en baissant également le bassin. Le dos est rond sur toute la longueur.

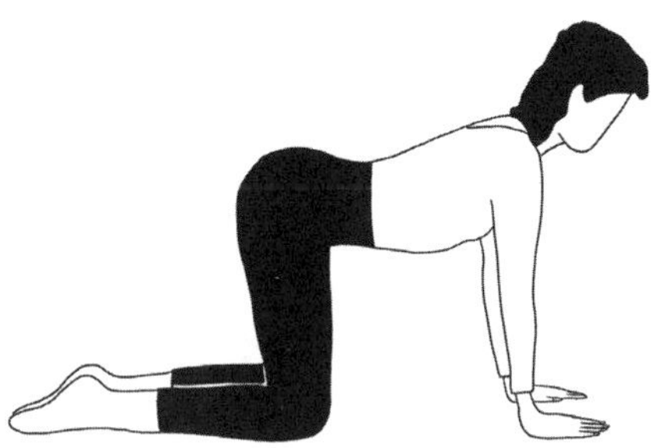

- Relevez maintenant la tête et le bassin. Le dos se creuse entièrement.

Cet exercice assouplit le dos et fait prendre conscience de la colonne vertébrale.

Erreurs à ne pas commettre : plier les bras, ceux-ci sont les piliers chargés de retenir le dos. Se balancer d'avant en arrière : l'articulation s'effectuerait au niveau des hanches et non plus dans la colonne vertébrale.

Votre respiration

Plusieurs respirations sont possibles, choisissez celle qui vous convient le mieux :

- Respiration naturelle : inspirez dos creux et expirez en fermant la cage thoracique.

- Respiration inversée : expirez dos creux et profitez de l'ouverture du dos pour le masser de l'intérieur par l'appel d'air de l'inspiration.

8 - TERMINEZ

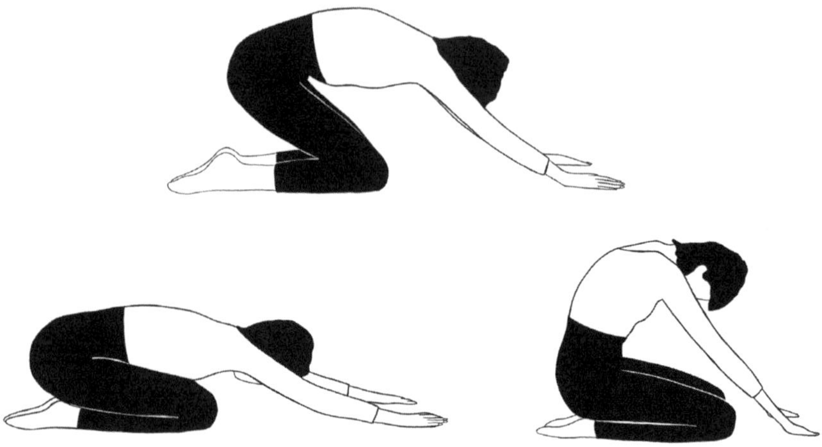

Quand vous fatiguez, restez dans la posture dos rond, et allez vous asseoir sur les talons. Restez ainsi relâché sur vos cuisses, les bras en avant (les mains n'ont pas bougé de place).

Baissez la tête et déroulez lentement la colonne depuis les lombaires jusqu'à la nuque. Quand le dos est à nouveau droit, défaites la position des jambes et détendez-les bien.

9 - RELAXATION

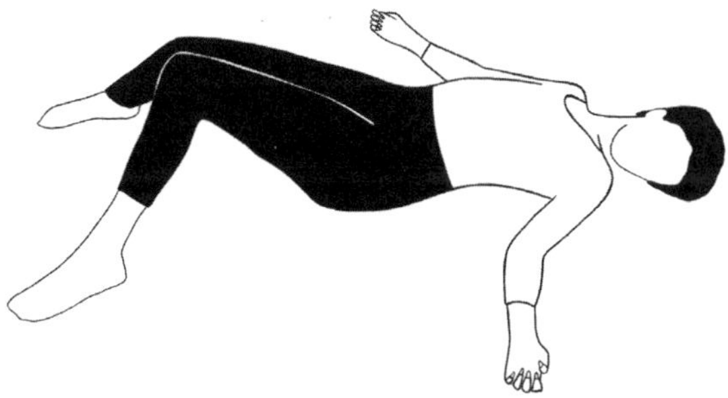

- Placez-vous allongé les bras en croix. Une fois les jambes fléchies laissez les genoux partir librement vers l'intérieur afin de relâcher les tensions des jambes. Fermez les yeux de préférence.

- Promenez lentement la tête latéralement.

Votre respiration

- INSPIREZ sur un côté,

- EXPIREZ quand la tête est de l'autre côté.

Vous relaxer vos épaules et votre nuque. Laissez-vous aller à la détente.

Erreurs à ne pas commettre : accentuer la respiration, celle-ci devra rester naturelle et ne pas se bloquer dans la poitrine. Soulever la tête, ce qui annulerait l'effet de détente.

Votre séance complète est maintenant terminée.

Étirez-vous consciencieusement et passez sur le côté pour vous relever.

CHAPITRE VIII

SÉANCE GYMNIQUE APPROPRIÉE AU TYPE LORDOSE

Cette séance sera plus particulièrement axée sur les hanches et le bassin. Avant tout exercice, il convient de prendre conscience de la longueur et de la mobilité des vertèbres lombaires. Elles sont au nombre de cinq. La cinquième lombaire, celle qui précède le sacrum est une charnière très importante de la colonne vertébrale. Afin de ne pas pincer les disques inter-vertébraux en effectuant un mouvement, apprenez à rectifier la cambrure lombaire.

Ces cambrures sont indispensables au bon équilibre du dos, elles contribuent à la meilleure répartition des charges sur notre rachis. Mais pour effectuer les exercices, qu'il s'agisse d'étirements ou de musculation, la cambrure lombaire devra être effacée au maximum.

LA BASCULE BASSIN

- Placez vos pieds parallèles et fléchissez légèrement et naturellement les jambes.

- Posez vos mains sur les hanches. Alternez pendant une minute les deux positions cambré / décambré.

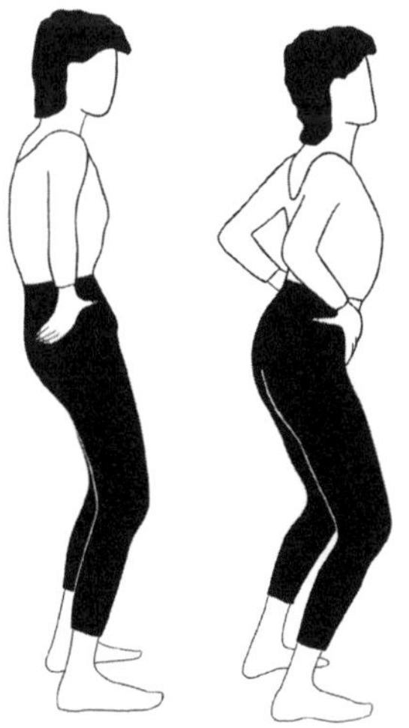

Décambré

EXPIREZ : faites pivoter le pubis en avant.

Cambré

INSPIREZ : faites partir le sacrum en arrière.

Vous assouplissez vos vertèbres lombaires et leur redonnez mobilité.

Erreurs à ne pas commettre : rentrer et sortir le ventre, plier et tendre les genoux. Dans ces deux cas le dos ne s'articulerait pas.

I - ÉCHAUFFEMENT

CONSIGNE : Gardez le buste de face quand vous lancez la jambe. Montez progressivement de plus en plus haut.

1 - JAMBES À L'ÉCART BIEN SOUPLES

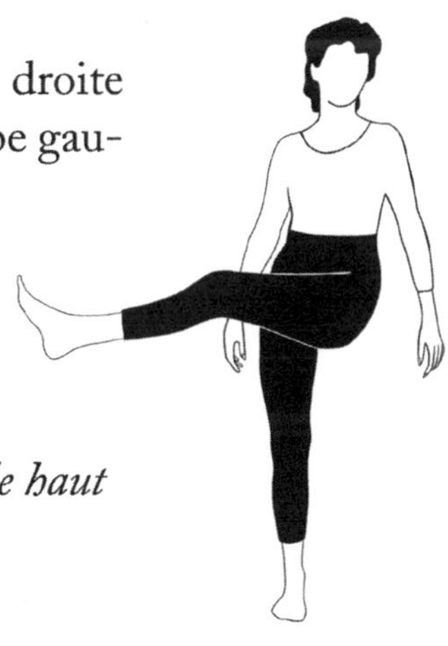

- EXPIREZ, lancez la jambe droite vers la gauche, puis la jambe gauche vers la droite.

Vous musclez vos obliques et assouplissez vos hanches.

Erreur à ne pas commettre : voûter le haut du dos et baisser les épaules.

2 - ROTATION DE LA HANCHE

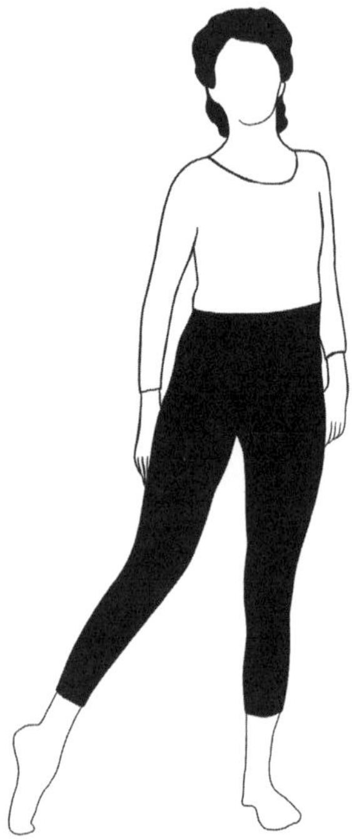

- Placez-vous jambes à l'écart tendues. Transférez totalement le poids du corps sur une jambe afin de décoller très légèrement l'autre du sol.

- Faites pivoter la jambe en tournant le talon de droite à gauche.

CONSIGNE : La pointe seule pose un peu pour l'équilibre. Gardez les jambes tendues durant l'exercice, la hanche qui pivote doit rester décontractée.

Vous déliez vos hanches et renforcez les muscles iliaques.

Erreur à ne pas commettre : "écraser" sur la jambe d'appui, vous tasseriez la hanche.

3 - ARTICULATION DE LA HANCHE

Les possibilités de l'articulation de la hanche sont nombreuses. Sollicitons-la dans tous les sens :

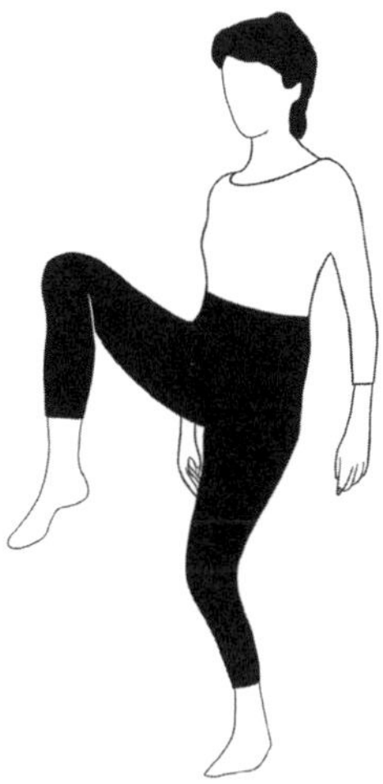

A - FACE

- Placez-vous debout. Rentrez le ventre et lancez le genou sur la poitrine la jambe légèrement fléchie quatre fois de suite.

> *CONSIGNE : Expirez en effectuant le mouvement, essayez de monter à chaque fois de plus en plus haut. La jambe d'appui peut se fléchir légèrement.*

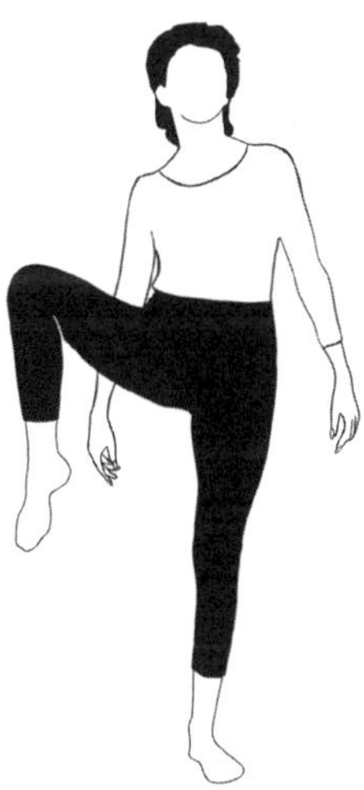

B - OUVERTURE

- Même exercice mais en montant la jambe latéralement.

> *CONSIGNE : Attention, c'est dur pour l'équilibre, ne compensez pas en vous penchant de l'autre côté.*

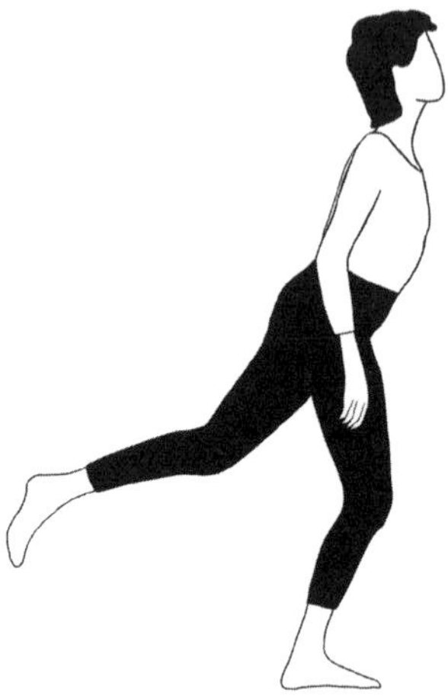

C - ARRIÈRE

- Terminez en balançant la jambe en arrière. Essayez de conserver l'équilibre, si nécessaire tenez-vous à un mur. Effectuez de courtes séries afin de ne pas fatiguer la hanche d'appui.

> *CONSIGNE : Ne faites pas "l'avion", gardez le dos droit et serrez les fessiers afin de ne pas cambrer.*

Vous tonifiez votre abdomen, dérouillez vos hanches en musclant vos cuisses en douceur.

Erreurs à ne pas commettre : entraîner le dos dans le mouvement. Celui-ci doit rester droit pour profiter du travail abdominal.

4 - TRAVAIL JAMBES TONIQUES

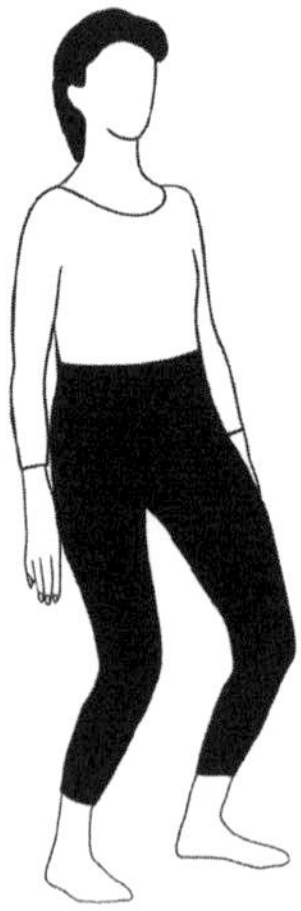

Placez-vous pieds parallèles de la largeur du bassin.

Position A : genoux pliés.

- EXPIREZ : pliez les genoux, les bras le long du corps.

> *CONSIGNE : Laissez les talons au sol. Le dos doit rester droit, pensez à basculer le bassin préalablement.*

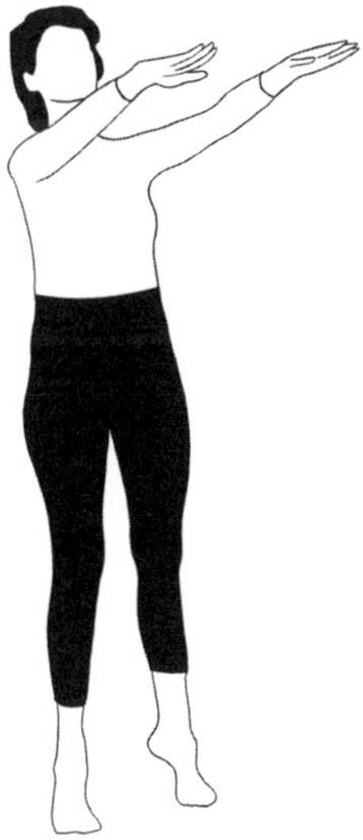

Position B : sur les pointes.

- INSPIREZ : passez sur pointe en soulevant les talons et étirez les bras sur l'avant.

- Effectuez trois séries de dix.

CONSIGNE : Les genoux se tendent complètement quand les talons se soulèvent.

Vous musclez vos cuisses et vos mollets, assouplissez vos hanches et vos épaules et tonifiez votre abdomen. Vous travaillez votre équilibre et renforcez vos chevilles.

Erreur à ne pas commettre : laisser le bassin partir en arrière pendant la flexion.

II - AVEC UNE CHAISE

1 - PLACEZ-VOUS DEBOUT ET SAISISSEZ LE DOSSIER D'UNE CHAISE

- Reculez vos pieds et tirez vos fessiers en arrière sans lâcher le dossier. Votre corps se trouve placé à angle droit.

- Une main tient en permanence la chaise tandis que l'autre bras balaie d'arrière en avant et d'avant en arrière.

- INSPIREZ : étirez le bras en avant.

- EXPIREZ : ramenez-le sur l'arrière.

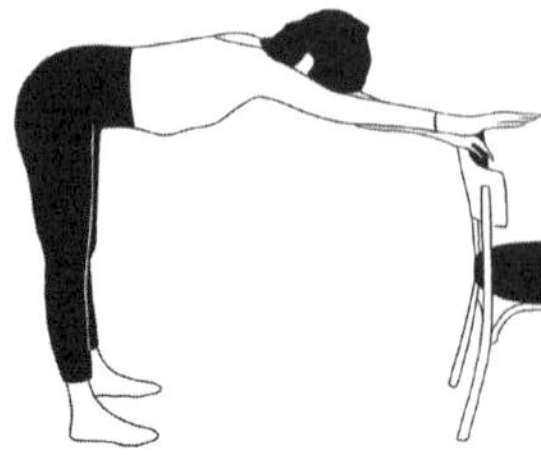

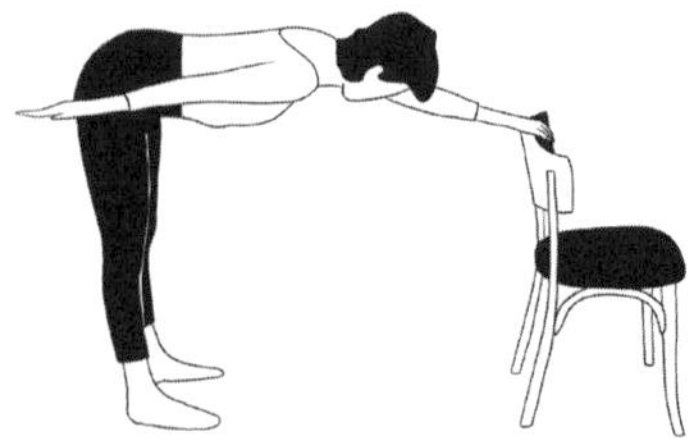

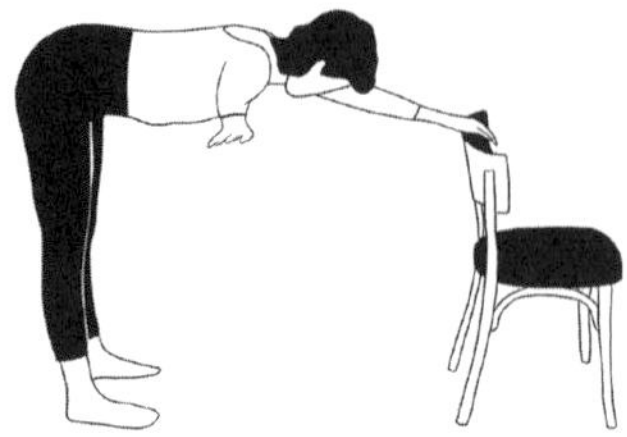

CONSIGNE :
Le dos reste droit, le bassin est fixe et ne participe pas au mouvement.

- Travaillez cinq fois avec le même bras avant d'alterner. Effectuez deux ou trois séries.

Vous musclez intensément votre dos et assouplissez l'arrière des jambes et les lombaires.

Erreur à ne pas commettre : baisser le bras quand vous effectuez le balayage, celui-ci devra être le plus haut possible afin de replacer l'omoplate.

Quand vous aurez l'habitude de cet exercice, AUGMENTEZ-EN LA DIFFICULTÉ :

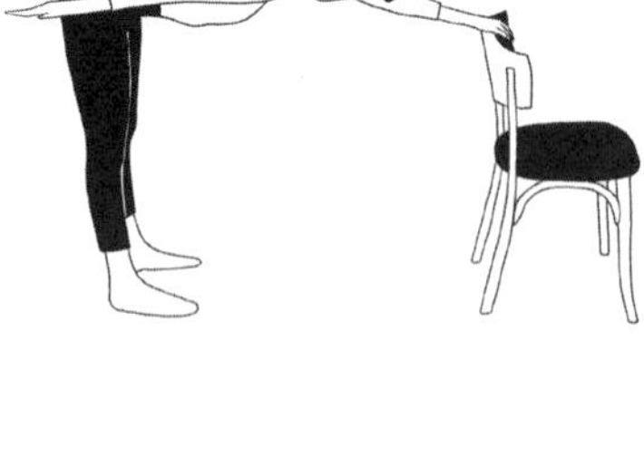

- Munissez-vous d'une petite bouteille d'eau minérale (50 cl) et effectuez l'exercice en tenant le goulot de la bouteille.

Vous travaillez avec une charge supplémentaire pour vos dorsaux.

2 - ASSEYEZ-VOUS SUR LA CHAISE ET JOIGNEZ VOS MAINS À LA HAUTEUR DU FRONT

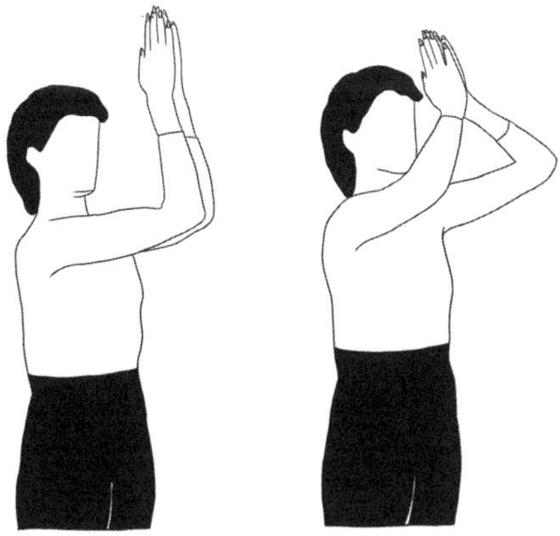

- Gardez les mains jointes et ouvrez et serrez les coudes assez rapidement. Effectuez trois séries de dix.

Vous musclez vos épaules et vos trapèzes.

> *CONSIGNE : Pensez à expirer régulièrement et ne baissez pas les mains quand vous fermez les coudes. Vous pouvez vous adosser mais gardez le dos droit.*

3 - PRESSEZ MAINTENANT LES MAINS AU-DESSUS DE LA TÊTE

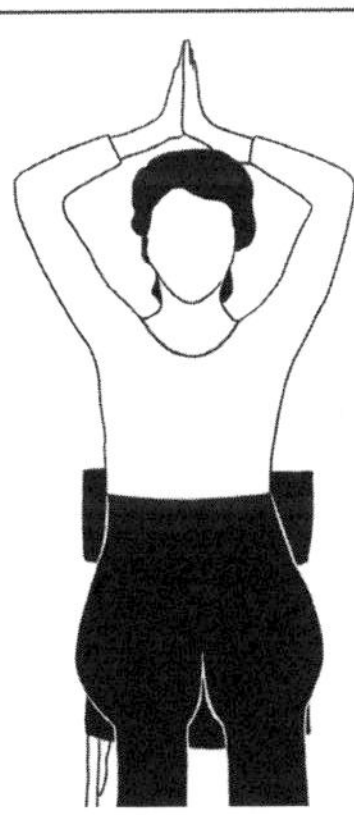

- Serrez les paumes l'une contre l'autre en expirant. Faites cinq fois l'exercice.

Cet exercice très complet muscle les pectoraux, les triceps, la nuque et redresse le haut du dos.

4 - DÉTENDEZ LA NUQUE

- Promenez la tête trois fois latéralement, trois fois de haut en bas et inclinez-la trois fois en expirant régulièrement.

III - TRAVAIL AU SOL

1 - PRATIQUEZ ALLONGÉ L'EXERCICE DE BASCULE DU BASSIN

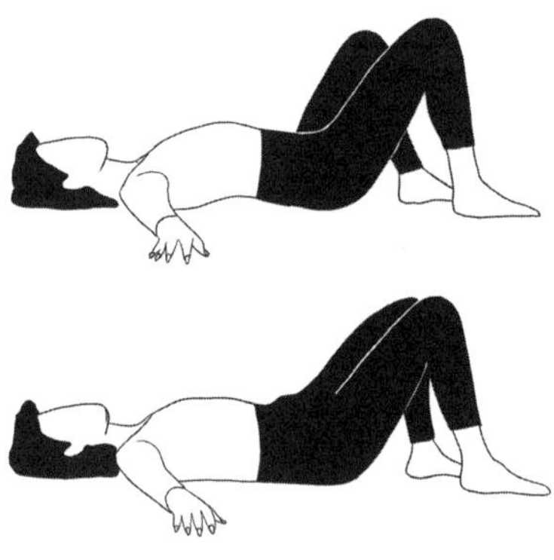

Si vous aviez du mal à le sentir en position debout, repérez bien le travail articulaire du bassin et des vertèbres.

- Allongez-vous sur le dos et fléchissez les jambes en crochet. Évaluez la distance qui sépare vos lombaires du sol en position de repos.

- EXPIREZ : poussez sur vos plantes de pieds, sentez vos lombaires se plaquer au sol.

- INSPIREZ : revenez à la position initiale.

Vous redonnez mobilité à la colonne lombaire et effacez la lordose. Cet exercice pratiqué régulièrement peut réduire considérablement les douleurs lombaires.

Erreur à ne pas commettre : rentrer et sortir le ventre, celui-ci doit être détendu.

2 - MUSCULATION : ALLONGEZ-VOUS SUR LE DOS

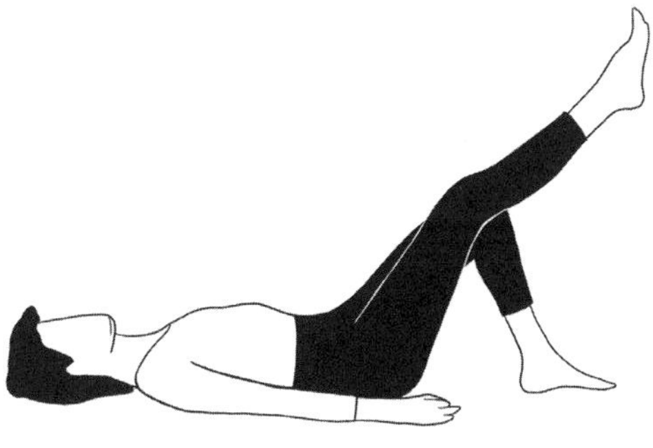

- Repliez une jambe afin de plaquer les lombaires au sol.

La jambe qui travaille est tendue à la hauteur du genou de la jambe fléchie.

- Effectuez des petits battus de haut en bas en ayant soin de rester à hauteur du genou.

Vous travaillez le dessus de la cuisse (quadriceps), tonifiez les muscles autour de l'articulation de la hanche.

Erreurs à ne pas commettre : entraîner le dos dans le mouvement, les lombaires doivent rester plaquées au sol. Effectuer des séries trop longues.

Dès que vous fatiguez changez de jambe, des séries de 20 battus suffisent au début.

3 - ALLONGÉ SUR LE DOS, TENDEZ VOS JAMBES À LA VERTICALE

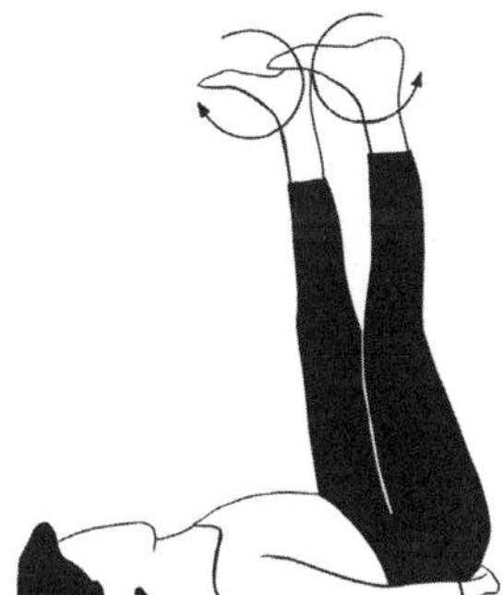

- Décrivez de petits cercles avec les jambes tendues, dix cercles dans un sens puis dix dans l'autre. Recommencez trois séries.

Vous musclez vos abdominaux et vos cuisses tout en renforçant vos hanches.

Erreurs à ne pas commettre : pousser le ventre en avant, ce qui nuirait au travail des lombaires. Confondre, et placer les mains sous les reins au lieu des fessiers, l'exercice ne doit en aucun cas faire mal au dos.

> *CONSIGNE :*
> *Placez vos mains sous les fessiers de façon à surélever légèrement le bassin, les lombaires doivent impérativement être plaquées au sol. Rentrez le ventre en effectuant l'exercice. Pensez à souffler régulièrement.*

4 - COUCHÉ SUR LE DOS, PLACEZ VOS MAINS SOUS LES FESSIERS AFIN DE SURÉLEVER LE BASSIN

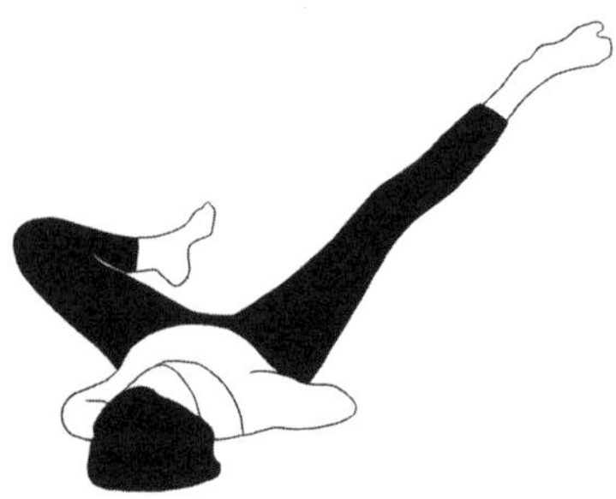

> *CONSIGNE :*
> *Les pieds sont flex, le ventre est rentré et les lombaires bien plaquées au sol.*

- Mettez vos genoux à l'écart sur la poitrine et tendez alternativement les jambes sur le côté.

- Faites une série de dix, puis une série de vingt et à nouveau une série de dix.

Vous musclez vos abdominaux et vos adducteurs et faites travailler vos articulations.

> *CONSIGNE :*
> *Montez les lombaires afin de vous placer dos droit. Les bras doivent rester tendus quand le genou monte latéralement. Conservez le genou qui travaille en avant de celui qui reste au sol. Pensez à expirer légèrement et régulièrement pendant l'effort.*

5 - LE PETIT CHIEN

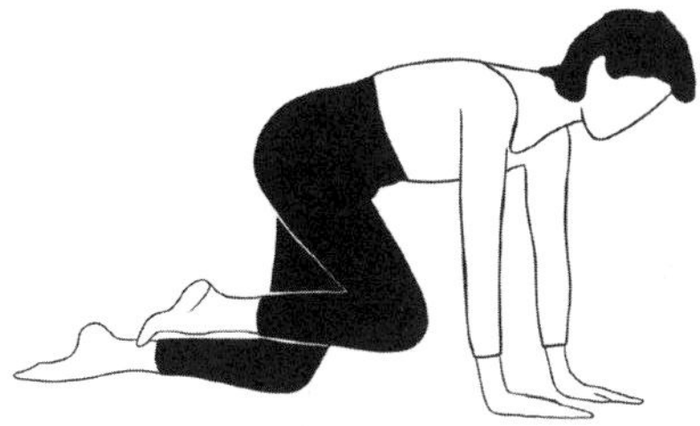

- Placez-vous en position quadrupédique et amenez le genou droit près de la poitrine. Vous voici sur trois pattes !

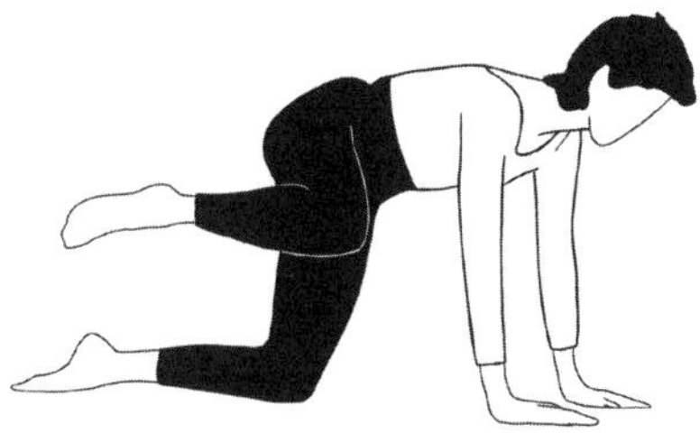

- Ouvrez et fermez le genou droit dix fois, puis changez de jambe. Effectuez trois séries de dix.

Vous musclez vos fessiers tout en renforçant vos triceps et vos pectoraux.

Erreurs à ne pas commettre : creuser les lombaires, le dos doit rester droit ; monter la hanche, le travail des fessiers serait inexistant et le dos se déplacerait.

6 - ALLONGEZ-VOUS BRAS EN CROIX

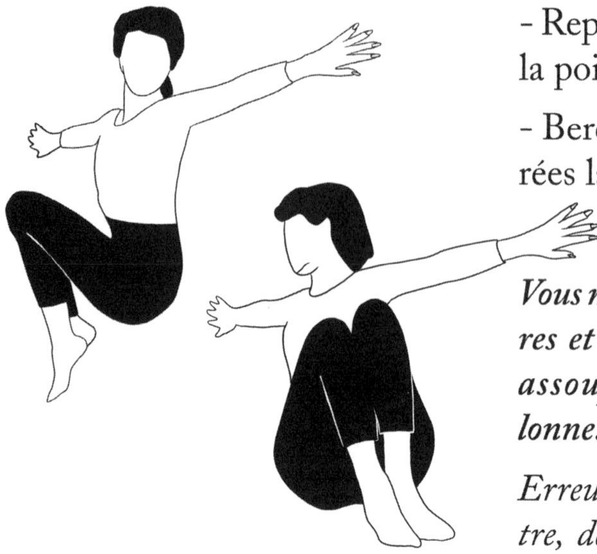

- Repliez vos genoux sur la poitrine.
- Bercez les jambes serrées latéralement.

Vous musclez vos lombaires et vos obliques, vous assouplissez votre colonne.

Erreurs à ne pas commettre, descendre les genoux au dessous du bassin, les lombaires seraient alors trop creusées. Vouloir aller trop loin et décoller les épaules.

CONSIGNE : Laissez les épaules plaquées au sol et rentrez le ventre avant le changer les jambes de côté. Les genoux sont le plus près possible de la poitrine. Un côté des lombaires se soulève en effectuant la torsion rachidienne.

7 - LA PRIÈRE : PLACEZ-VOUS À GENOUX ET TENDEZ VOS BRAS VERS LE PLAFOND

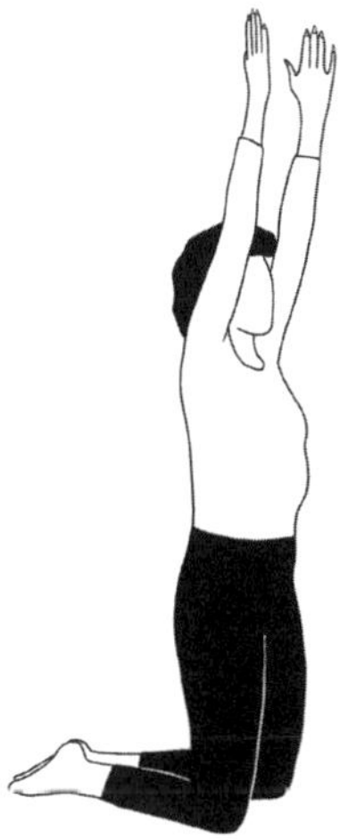

- Inspirez : étirez votre dos les bras vers le haut.

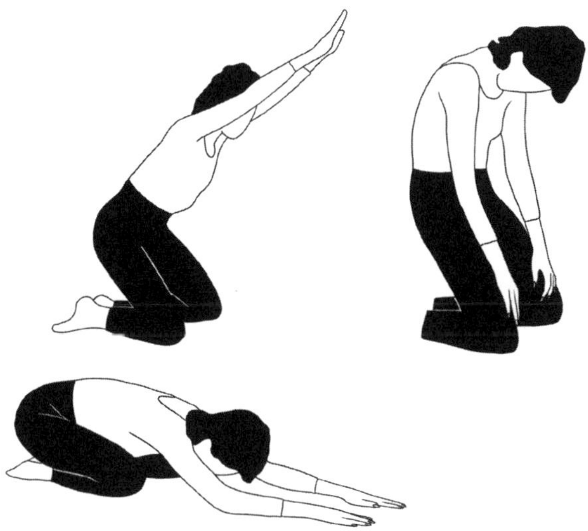

- Expirez : tirez les fessiers en arrière et descendez dos plat. Vous vous retrouvez assis sur les talons, le ventre sur les cuisses et les bras tendus en avant.
- Inspirez : étirez vos bras sur l'avant sans décoller les fessiers des talons en restant dans la position. Vous étirez le dos.
- Expirez : laissez glisser vos bras le long du corps en déroulant le dos lentement. La tête reste baissée. Le dos est arrondi sur toute la longueur de la colonne. Vous vous retrouvez dans la position de départ.

Recommencez sept ou huit séries.

CONSIGNE : Respectez la ligne de la colonne :
- dans la descente, le mouvement s'articule aux hanches, le haut du corps descend d'un bloc, tout droit,
- dans la montée le dos s'arrondit sur toute la longueur, jusqu'à la nuque qui se fléchit légèrement.

Dans la partie descente, dos plat : vous musclez votre dos et utilisez la charge des bras.

Dans la remontée, dos rond : vous assouplissez votre colonne, les bras sont relâchés le long du corps.

Erreur à ne pas commettre : laisser les bras se lever durant la remontée, la charge serait trop lourde pour les lombaires.

NOTE : certaines personnes sont sujettes aux crampes, il leur sera recommandé de placer une serviette roulée sous les chevilles afin de les surélever et d'éviter ainsi l'écrasement sur les pieds.

8 - QUAND VOUS AVEZ TERMINÉ, MASSEZ VOS JAMBES

- Asseyez-vous par terre, jambes étendues en avant, les mains en haut des hanches.

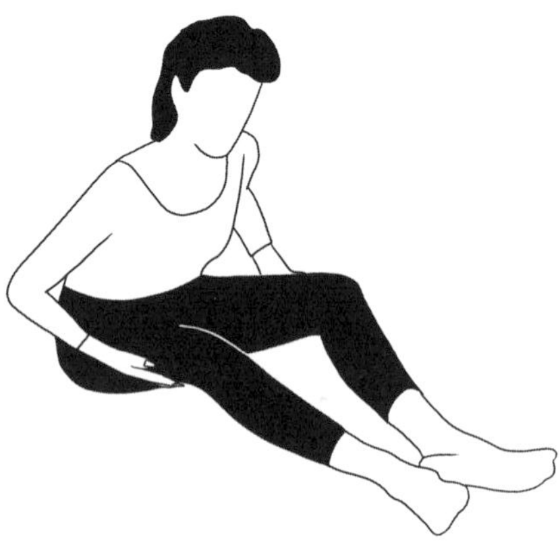

- EXPIREZ : descendez en appuyant le long de vos jambes sur l'extérieur.

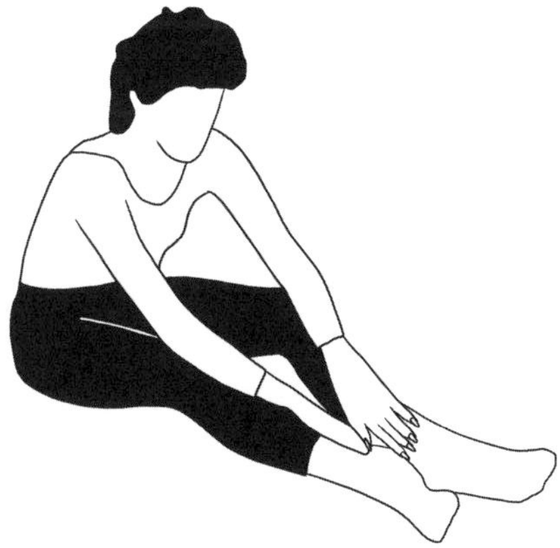

- INSPIREZ : remontez vers l'intérieur jusqu'en haut des cuisses.

Vous détendez vos jambes et réactivez la circulation.

- Puis étirez-vous consciencieusement en baillant.

- Passez doucement sur le côté droit et repliez vos jambes pour vous relever en poussant sur vos bras.

CHAPITRE IX

SÉANCE GYMNIQUE APPROPRIÉE AU TYPE SCOLIOSE

Le programme proposé sera plus particulièrement axé sur la latéralisation, les étirements et l'assouplissement de la colonne. En effet une déformation vertébrale - à fortiori la scoliose - a moins de chance de dégénérer si le rachis reste souple.

Certains médecins préconisent pour éviter les risques de douleur de laisser les vertèbres se souder. Dans ce cas les disques intervertébraux au niveau des charnières ne seront plus pincés mais que va-t-il se passer ? La colonne a besoin de sa mobilité dans la vie courante pour se mouvoir tout au long de la journée, par exemple se pencher, se retourner etc.

L'articulation se fait chez le sédentaire toujours au même endroit à ce que l'on appelle les charnières rachidiennes :
- au niveau cervical (C7 - D1),
- au niveau dorso-lombaire (D12 - L1),
- au niveau sacro-lombaire (L4 - L5) (L5 - S1).

Entre ces vertèbres les disques sont plus épais et servent en quelque sorte d'amortisseurs. Apprendre à bien mobiliser la charnière lombo-sacrée (L5-S1) réduira les risques de pincements.

Le sujet laissant ces vertèbres se souder se meut d'un bloc et use des disques beaucoup plus minces que ceux des charnières. Il usera également d'autres "amortisseurs" comme par exemple les genoux qui se fatigueront de porter le poids d'un corps mal équilibré.

Les douleurs se déplaceront simplement et le corps se déformera beaucoup plus rapidement. Et si à 45 ans nous avions encore 50 ans à vivre ?

C'est pourquoi une pratique adaptée et régulière de la gymnastique d'entretien, évitera à l'ossature de se scléroser et augmentera la longévité.

I - ÉCHAUFFEMENT

1 - DEBOUT,EFFECTUEZ TROIS SÉRIES DE DIX EXERCICES

CONSIGNE : Laissez le pied à plat. Travaillez lentement afin d'éviter l'hyper ventilation et de favoriser la conscience de l'étirement.

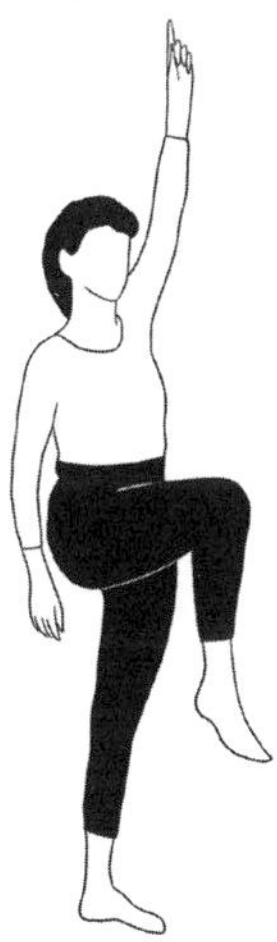

Inspirez : tirez un bras à la verticale en montant le genou opposé à hauteur du bassin.

Expirez : reposez le pied au sol en baissant le bras et alternez.

Vous étirez le dos, tonifiez les cuisses et les abdominaux et travaillez votre équilibre.

Erreurs à ne pas commettre : se tromper dans la coordination du mouvement, (monter même bras et même jambe). Le corps se trouverait déséquilibré. Entraîner le dos dans le mouvement en se penchant en arrière.

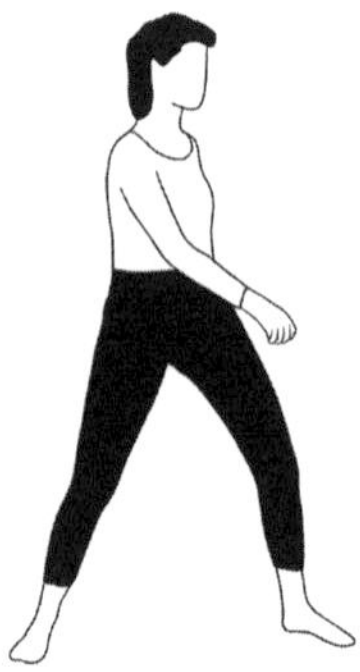

2 - DÉTENDEZ BRAS ET CERVICALES

- Placez-vous jambes à l'écart et balancez tout simplement vos bras très décontractés de droite à gauche et de gauche à droite. Il s'agit ici d'un très bon mouvement naturel, les petites filles l'utilisent fréquemment !

Vous assouplissez la colonne par une torsion douce.

3 - PIEDS PARALLÈLES

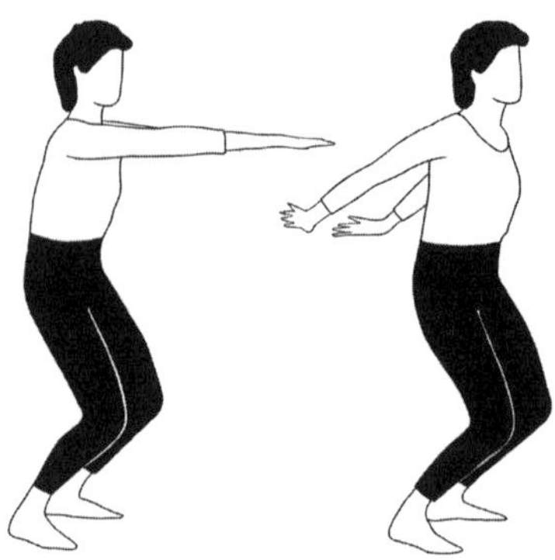

EXPIREZ : fléchissez vos deux genoux en étirant les deux bras en avant, puis les deux bras en arrière en les serrant le plus possible.

INSPIREZ : ramenez les bras au corps en tendant les jambes.

Effectuez deux séries de vingt pliés.

Vous déverrouillez le haut du dos, tonifiez les cuisses, les abdominaux, les dorsaux tout en assouplissant genoux et épaules.

Erreur à ne pas commettre : pencher le corps en avant, celui-ci serait déséquilibré et les genoux trop sollicités.

CONSIGNE : Laissez les talons au sol et ne cherchez pas à descendre trop bas. Tendez bien les bras serrés sur l'arrière.

II - AVEC UNE CHAISE

1 - ÉTIREMENTS : ASSEYEZ-VOUS SUR UNE CHAISE

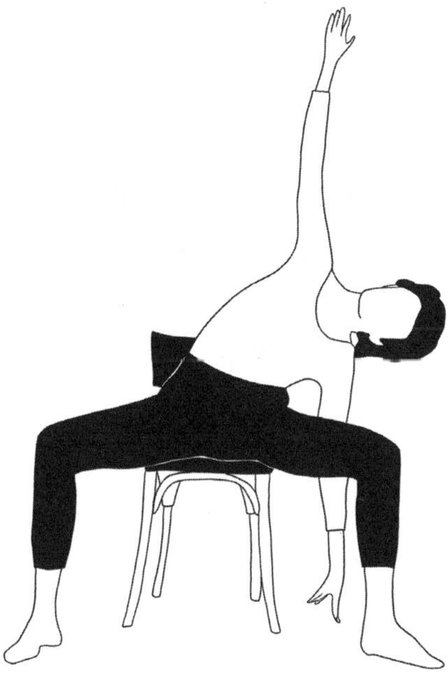

- Redressez votre dos au maximum et placez vos jambes à l'écart.

- En respiration libre et régulière : penchez-vous d'un côté comme pour aller toucher le sol avec la main, redressez-vous et penchez maintenant de l'autre côté. Si possible continuez jusqu'à toucher réellement le sol de la main.

Vous étirez la taille et tonifiez les intercostaux et les obliques. Vous serez surpris de la rapidité de vos progrès !

Erreur à ne pas commettre : oublier de redresser le dos quand le corps est à nouveau au milieu, celui-ci se tasserait rapidement.

CONSIGNE : L'appui est sur les ischions, les fesses ne se décollent pas durant l'exercice, les lombaires sont préalablement décambrées.

2 - ASSEYEZ-VOUS AU BORD DU LIT OU AU BORD D'UNE CHAISE STABLE

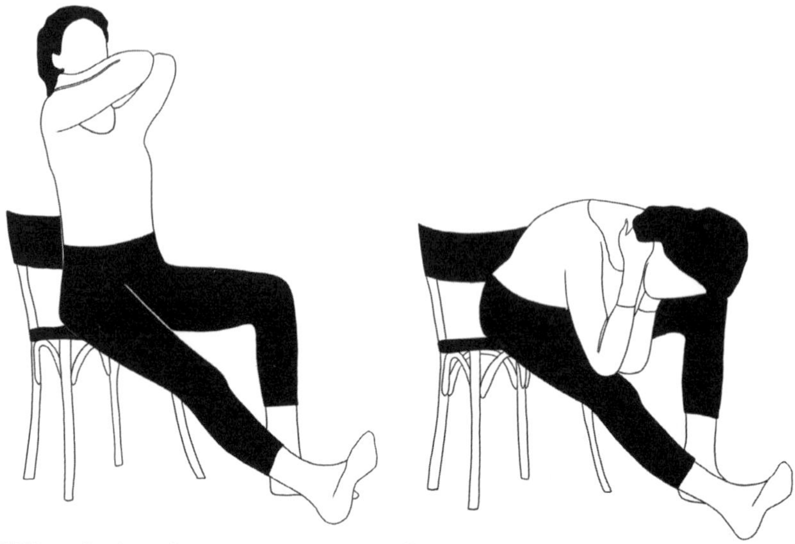

- Pliez la jambe qui ne travaille pas.

- Placez vos mains sur la nuque et serrez vos deux coudes. Posez-les sur la cuisse de la jambe restée tendue.

- EXPIREZ lentement pour lâcher les tensions. Très progressivement, relevez la pointe du pied de la jambe tendue afin d'augmenter l'étirement si nécessaire.

Vous étirez l'arrière de la jambe du tendon d'Achille jusqu'aux lombaires.

Plus les coudes sont placés près du genou, plus l'exercice sera difficile ! À vous de doser, ne forcez pas.

III - TRAVAIL AU SOL

1 - FLÉCHISSEZ LES JAMBES ET POSEZ LES PIEDS AU SOL

- Placez vos mains derrière la tête.

Remarque : Il convient pour cet exercice de respecter scrupuleusement les consignes.

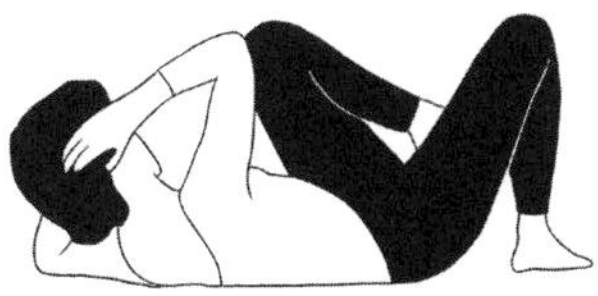

- EXPIREZ : le coude va rejoindre le genou opposé.

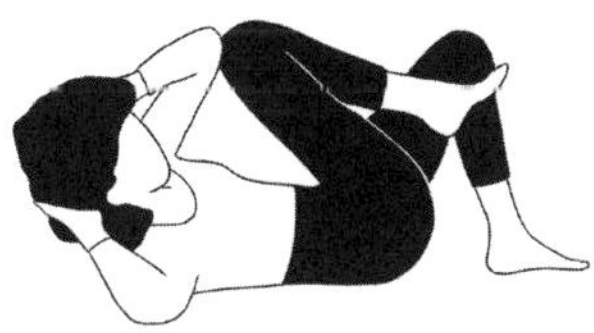

- INSPIREZ légèrement : reposez la tête les épaules et posez à nouveau les deux pieds au sol. Effectuez 3 séries : une de 5, une de 10 et à nouveau une de 5.

CONSIGNE : Un pied se soulève donc mais l'autre reste au sol, la tête et une épaule décollent du sol. Les lombaires sont naturellement plaquées. Reposez les deux pieds et changez de diagonale.

Cet exercice est très intensif pour muscler la masse abdominale. Toutefois il convient de prendre des précautions en cas de douleurs cervicales au cours ou à la suite de l'exercice.

Erreur à ne pas commettre : décoller les deux pieds en même temps ou effectuer en l'air le changement de côté serait redoutable pour le dos.

2 - ALLONGEZ-VOUS SUR LE DOS ET FLÉCHISSEZ VOS GENOUX SUR LA POITRINE

- Placez vos mains sous les fessiers afin de surélever le bassin et plaquer ainsi les lombaires convenablement.

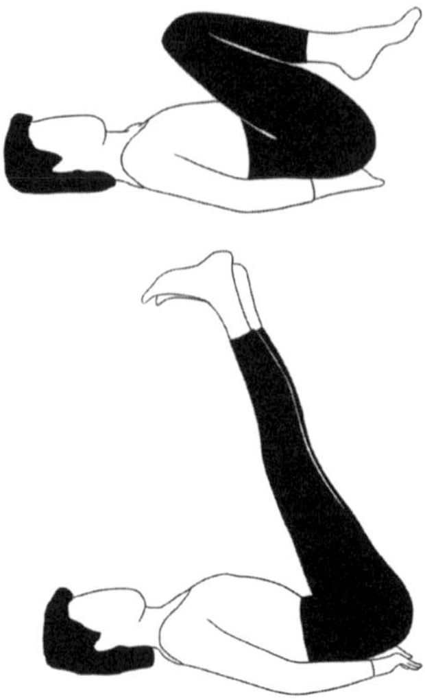

- INSPIREZ : rentrez le ventre comme si vous vouliez enfiler un pantalon trop juste et conservez-le rentré durant l'exercice.

- EXPIREZ : tendez vos jambes à la verticale en creusant l'abdomen au maximum. Effectuez trois séries de 8 à 10 mouvements.

CONSIGNE : Utilisez le diaphragme et expirez dans l'effort.

NOTE : si en respectant les consignes vos lombaires ne sont pas suffisamment plaquées, roulez une serviette serrée et placez-la sous les fessiers, le bassin sera alors surélevé et votre dos ne craindra rien.

Vous musclez votre abdomen en profondeur, tonifiez vos cuisses et renforcez vos genoux.

Erreurs à ne pas commettre : pousser le ventre en avant, ce qui annulerait le travail du transverse. Crisper les épaules et les laisser remonter, l'air ne doit pas stagner dans la poitrine.

3 - DÉTENTE DE LA NUQUE

Reposez-vous en berçant la tête au sol latéralement afin de détendre la nuque.

4 - ÉTIREMENT EN POSITION QUADRIPÉDIQUE

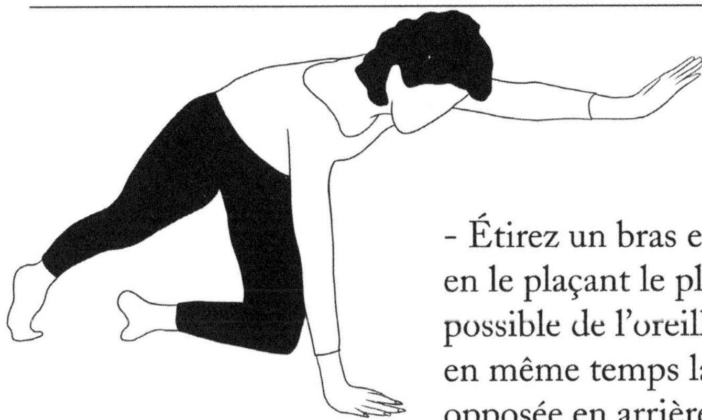

- Étirez un bras en avant en le plaçant le plus près possible de l'oreille et étirez en même temps la jambe opposée en arrière.

Replacez-vous à quatre pattes et alternez 16 à 20 fois.

Vous étirez et rectifiez votre colonne, tout en musclant les dorsaux et les lombaires.

Erreurs à ne pas commettre : regarder le bras qui s'étire casserait la ligne de la nuque, lever la jambe tendue trop haut cambrerait les lombaires. Bien sûr, travailler lamble déstabiliserait le corps, pensez à bien étirer jambe et bras opposés.

> *CONSIGNE : Le pied de la jambe qui s'étend reste au sol, les lombaires sont longues et le ventre se rentre légèrement. Basculez bien le bassin afin que la colonne lombaire n'aie pas à porter le poids de la jambe. Regardez la main qui reste au sol.*

5 - ALLONGEZ-VOUS, REPLIEZ UN GENOU SUR LA POITRINE ET PLACEZ VOS BRAS EN CROIX

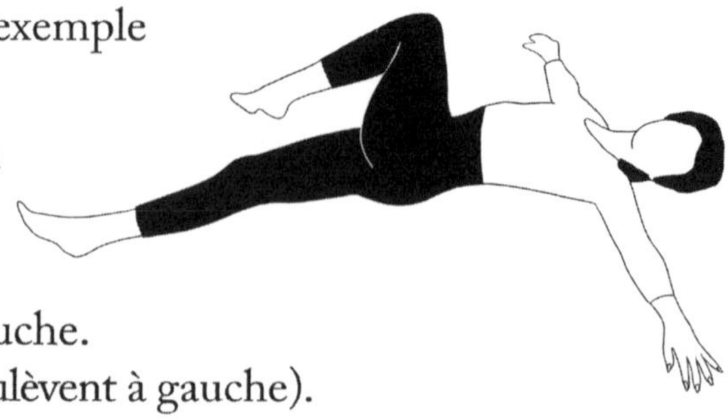

- Prenons pour cet exemple le genou gauche.

- EXPIREZ : envoyez le genou gauche à droite sans soulever l'épaule gauche. (Les lombaires se soulèvent à gauche).

- INSPIREZ : lentement mais sans forcer. Restez dans la posture et détendez la masse musculaire des lombaires.

- EXPIREZ : ramenez le genou gauche au milieu.

- Un temps de détente sur l'inspiration et continuez une dizaine de fois sur ce côté.

- Quand vous avez terminé le premier côté, allongez alors vos deux jambes et restez un moment attentif à vos sensations sans bouger. Vous serez étonné de sentir ce côté gauche plus long que le droit. Cette différence bien sûr ne vient pas de la jambe, mais des lombaires qui se seront détendues et allongées.

CONSIGNE : La tête reste fixe ; le genou se rapproche le plus possible de la poitrine, les deux omoplates restent en permanence plaquées au sol. Le genou ne va pas du tout en ouverture.

Vous étirez votre colonne lombaire et plaquez le haut du dos. Pratiqué lentement, ce mouvement, absolument sans danger si les consignes sont bien suivies, soulagera les douleurs lombaires.

Erreurs à ne pas commettre : se tromper de côté et aller en ouverture (ex : genou droit à droite) ferait cambrer les lombaires. Décoller l'omoplate désaxerait la colonne.

Tout comme en escalade le danger est peu probable quand l'alpiniste prend trois points d'appui. Lors de ce travail en torsion, les appuis doivent toujours rester - sur les deux épaules et sur une hanche. Ainsi le dos n'aura pas à supporter le poids des jambes.

6 - ALLONGEZ-VOUS JAMBES EN CROCHET

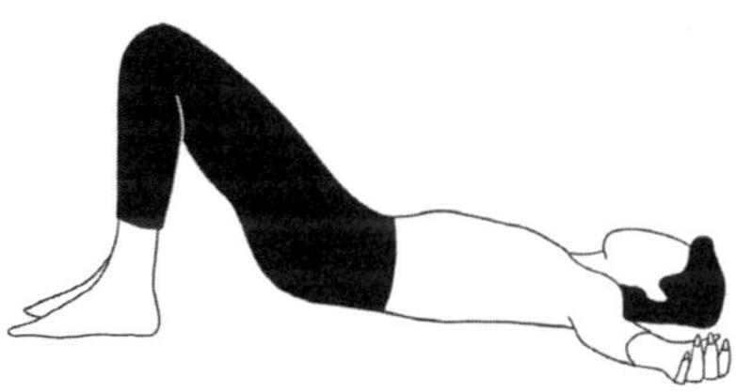

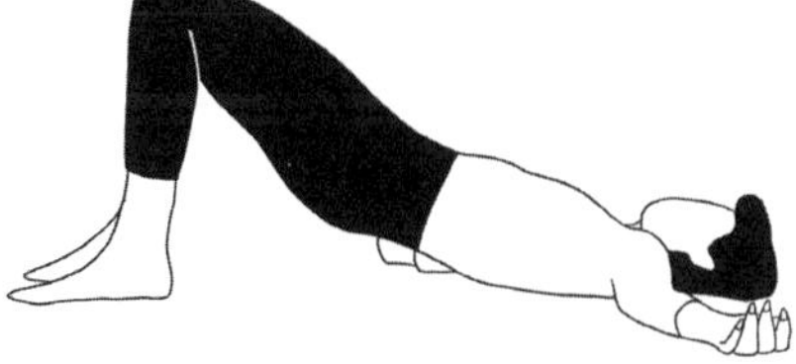

Poussez sur vos plantes de pieds et sentez vos lombaires se coller au sol.

Très lentement et très consciencieusement, déroulez la colonne vertèbre par vertèbre afin de vous retrouver en appui sur le haut du dos.

Travaillez en respiration libre, l'abdomen et la cage thoracique bien détendus.

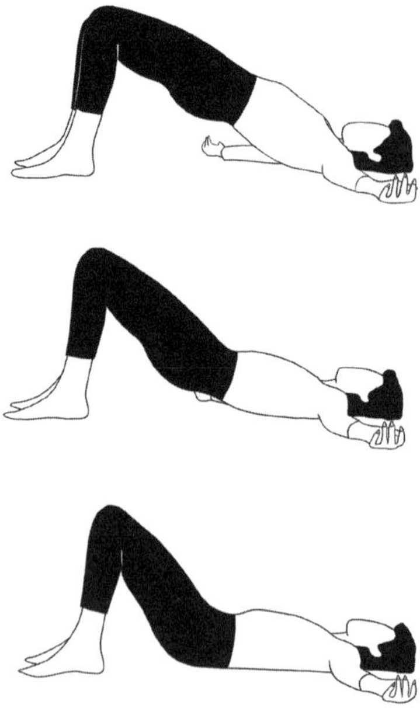

Puis redescendez en sentant bien le déroulement de la colonne.

Allez jusqu'à poser dans l'ordre, les lombaires puis les fessiers.

Finissez sur le léger cambré du début et recommencez en poussant à nouveau sur les plantes de pieds.

Effectuez une dizaine d'allers et retour.

> *CONSIGNE : Enroulez les cinq lombaires puis les dorsales dans l'ordre. Poussez bien sur les jambes et serrez les fessiers afin de retenir le mouvement. Évitez de monter par "paquets de vertèbres".*

Exercice extrêmement complet : vous assouplissez votre colonne tout en prenant conscience de sa longueur et de sa flexibilité. Vous musclez intensément les fessiers, le périnée, les cuisses (quadriceps, ischios-jambiers et adducteurs) tout au long de l'exercice.

Erreurs à ne pas commettre : oublier de laisser légèrement cambrer les lombaires à la fin, la charnière lombo-sacrée se raidirait à force. Ne montez jamais en appui sur la nuque, les vertèbres cervicales sont trop fragiles pour supporter le poids du dos.

7 - TERMINEZ

Allongez confortablement les jambes et prenez conscience de votre dos.

Puis étirez-vous largement avant de passer sur le côté pour vous relever doucement.

CHAPITRE X

GYM À LA CARTE POUR VARIER VOTRE ENTRAÎNEMENT

Afin de varier votre entraînement, voici quelques exercices spécifiques. Vous pouvez les inclure dans la séance de votre choix et composer vous-même votre cours de gym à la carte.

Prenez de bonnes habitudes ; entretenir son corps deviendra progressivement une hygiène de vie, la musculature reprendra vigueur et les articulations s'assoupliront. Les éventuelles douleurs s'atténueront peu à peu, et vous retrouverez aisance et bien-être.

I - MUSCULATION DU PÉRINÉE

Afin d'éviter les petits problèmes dus au manque de tonicité du périnée, nous vous conseillons de pratiquer fréquemment un de ces exercices.

A - Debout

- Placez vos pieds parallèles et rectifiez la position du bassin. Tournez vos genoux en ouverture maximale, sans nullement déplacer les pieds. Restez 3 secondes et recommencez cinq fois.

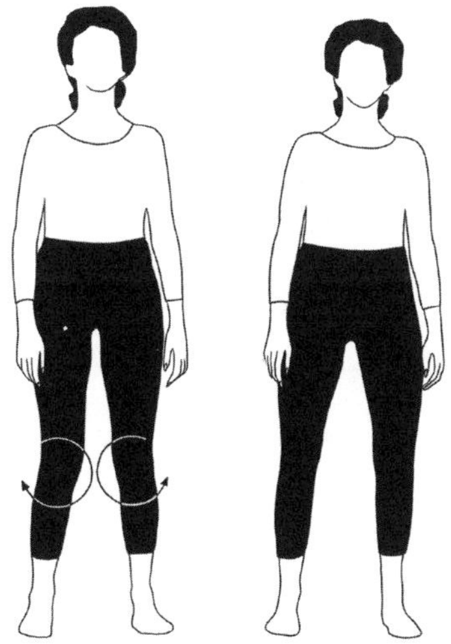

- Les hanches pivotent et les ischions se resserrent. Ce travail du périnée peut être effectué souvent au cours de la journée ou durant les moments d'attente (dans l'ascenseur par exemple...).

B - Assis sur une chaise

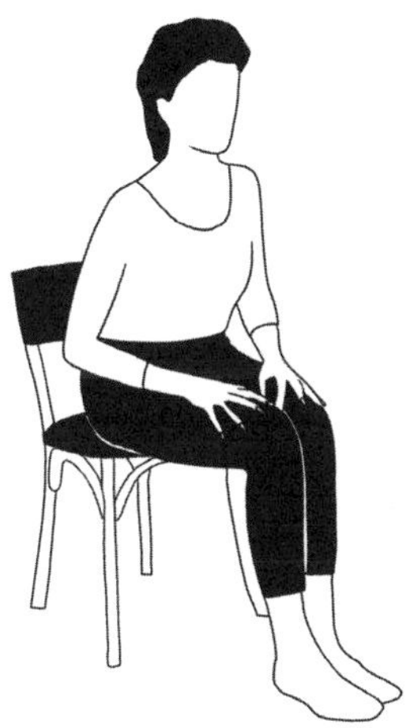

- Mettez vos mains sur les genoux et penchez-vous en avant dos plat. Serrez alors fermement les genoux et les pieds l'un contre l'autre. Serrez également les fessiers comme si vous souhaitiez décoller les fesses de la chaise. Restez trois secondes et recommencez cinq fois l'exercice.

- La position penchée en avant permet de bien différencier le périnée - situé en avant - des sphincters, situés plus en arrière.

C - Allongé sur le dos

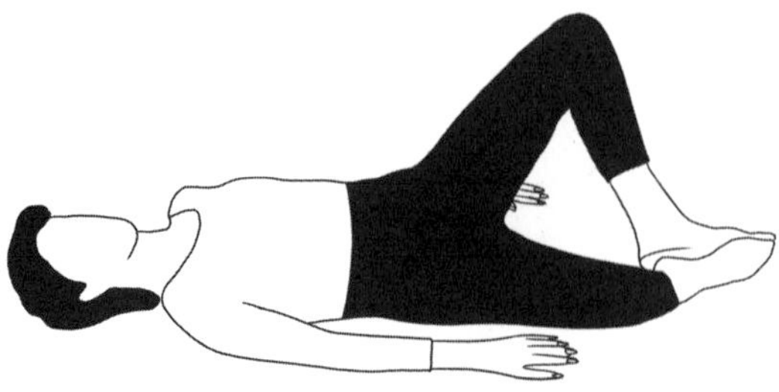

- Placez vos jambes en grenouille (les plantes de pieds l'une contre l'autre), les pieds assez près du bassin.

- Pressez les plantes de pieds fortement, plaquez les lombaires, serrez le fond fessier, restez quelques secondes et recommencez 5 à 10 fois.

- Les pressions effectuées aident à localiser le muscle du périnée. Concentrez votre attention sur son travail propre.

II - ÉTIREMENT DU TENDON D'ACHILLE

(si vos genoux le permettent)

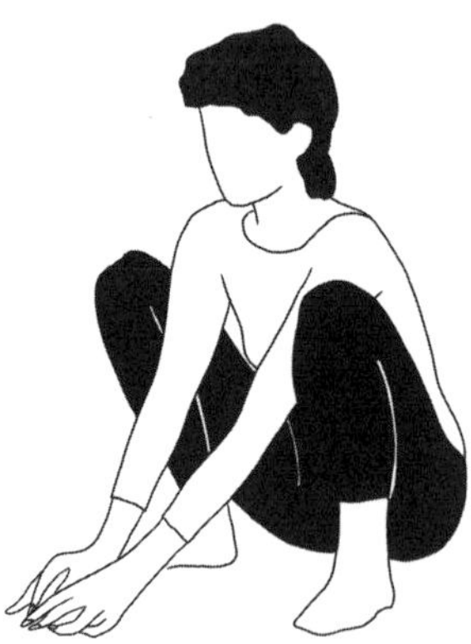

A - À la turque

- Accroupissez-vous dos contre un mur, les plantes de pieds à plat au sol, les jambes légèrement à l'écart. Restez une minute en position.

Vous étirez vos tendons d'Achille et assouplissez le bas du dos.

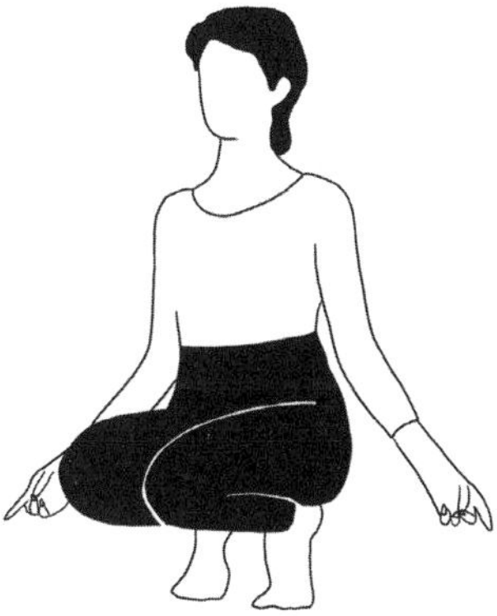

B - Variante

- Restez en position mais resserrez les pieds.
- Soulevez les talons, ne vous adossez plus, travaillez l'équilibre.

III - MASSEZ VOTRE VOÛTE PLANTAIRE

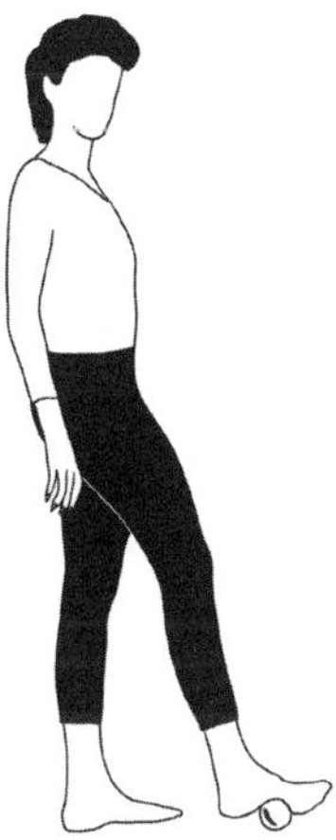

- Placez-vous debout et faites rouler une balle mousse ou une balle de tennis usagée sous la voûte plantaire sans appuyer.

Vous réveillez vos fonctions grâce à ce massage réflexologique de la plante des pieds. Vous améliorez la circulation sanguine des membres inférieurs. Vous détendez le pied et lui assurez une meilleure assise.

Vous pouvez effectuer ce massage quotidiennement, ou seulement quand vous avez mal aux pieds si vous avez beaucoup marché.

CONSIGNE : Passez partout sous le pied, sans négliger le bord interne, le bord externe et le talon. Ce massage peut être effectué assis sur une chaise mais son efficacité est amoindrie : debout nous utilisons le poids du corps pour faire pression sur la balle.

IV - MUSCLEZ VOS DOIGTS

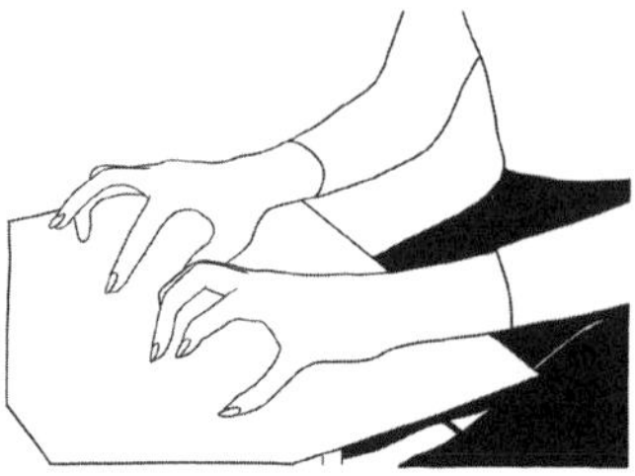

- Pianotez sur une table sans bouger les poignets.

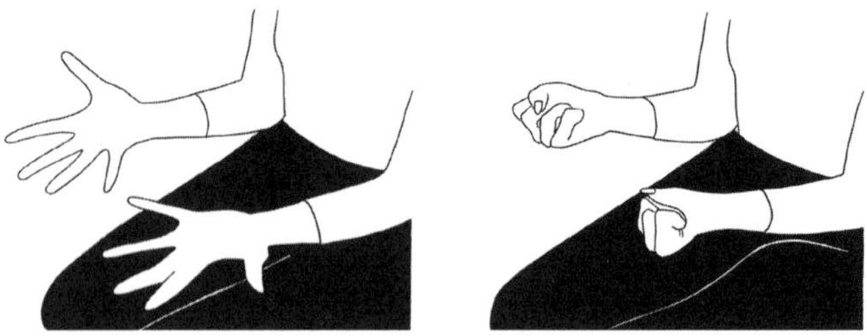

- Ouvrez et fermez les mains très vite et consciencieusement dix fois de suite.

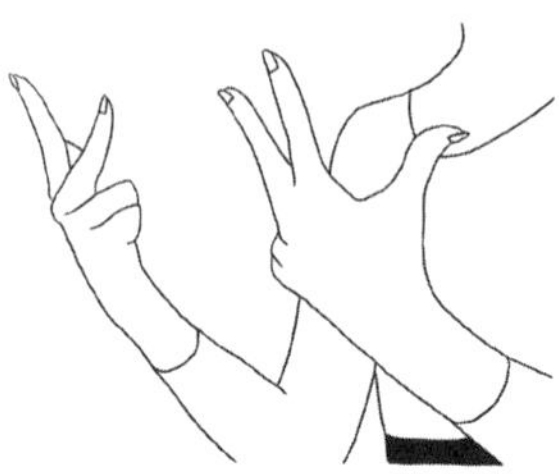

- Comptez sur vos doigts :
1 2 3 4 5 - 5 4 3 2 1

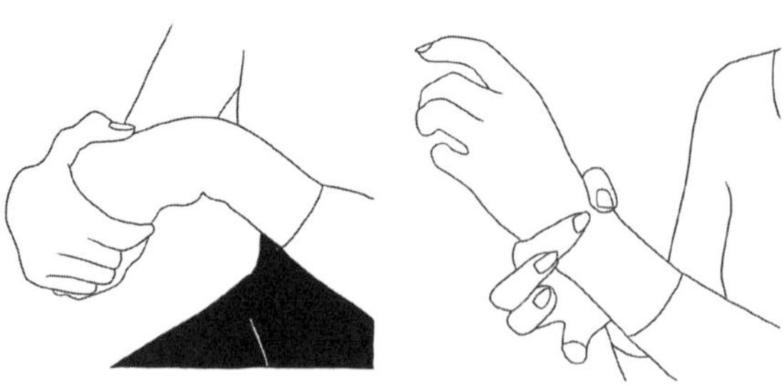

- Massez-vous les mains et les poignets.

CHAPITRE XI

CONSEILS POUR ÉVITER LE MAL DE DOS

Certaines douleurs dorsales sont quelquefois causées par de mauvaises postures dans la journée. Elles pourraient être évitées en modifiant le comportement physique de la vie quotidienne. Les tâches ménagères dans leurs répétitions sont notamment causes de nombreuses douleurs.

Toutes ces petites consignes tendent à vous donner l'habitude de bien placer votre dos dans la vie courante afin d'éviter le pincement au niveau des charnières vertébrales.

I - DANS LA VIE COURANTE

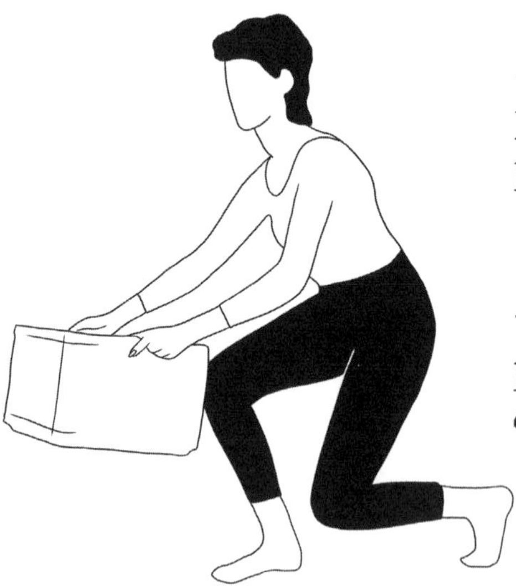

- Évitez autant que possible les hauts talons et les escarpins où le pied se trouve serré.

- Pour ramasser quelque chose par terre, pliez vos jambes, vos cuisses sont solides !

- Avant de vous lever, étirez-vous dans votre lit pour réveiller les muscles et les articulations. C'est très bon pour votre système nerveux et si agréable.

- Pour sortir du lit, roulez sur le côté, repliez les genoux, posez les jambes l'une après l'autre au sol, et poussez sur les bras pour vous asseoir.

- Pratiquez de la même façon pour vous relever quand vous êtes couchés par terre, en particulier quand vous venez de faire de la gymnastique et que votre corps est plus sensible. Passez sur le côté, en repliant les jambes et penchez-vous légèrement en avant pour vous relever sans aucun effort, par un transfert du poids du corps.

- Pour sortir de voiture, posez les pieds à l'extérieur du véhicule et penchez-vous progressivement en avant en pliant bien les genoux.

- Pour faire le lit, ne vous penchez pas en avant pour soulever le matelas. Posez si vous voulez l'oreiller par terre pour protéger les genoux et agenouillez-vous pour soulever le matelas. Le dos est alors bien placé.

- Pour repasser, vous disposez sans doute d'une table réglable, alors prenez l'habitude de repasser assis. On s'y fait très vite et le dos n'est pas malmené par le mouvement du bras.

- Pour faire la vaisselle, pliez les jambes et appuyez vos cuisses sur le rebord de l'évier. Cela tonifiera vos cuisses et votre bassin sera bloqué sans fatigue.

- Pour vider le lave-vaisselle, mettez-vous assis ou à genoux à côté du lave-vaisselle. Posez à côté une petite table et videz le contenu sur un plateau posé sur cette table.

- Pour sortir les jeunes enfants du lit, prenez appui avec vos genoux contre le bord du lit. Pliez vos jambes et bloquez le bassin. Évitez à tout prix de vous pencher en avant en soulevant cette charmante charge de 15 Kg. Penché à 90° en avant, vous multipliez la pression sur le disque intervertébral par 300.

- Répartissez les commissions sur les deux bras, même sur de courtes distances.

- Mesdames, évitez le port du sac à main qui généralement est toujours sur la même épaule. Même porté en bandoulière, la charge est asymétrique. Préférez plutôt les petits sacs à dos ou les sacs "bananes" fixés à la taille qui ne portent pas la charge sur les épaules et sont bien suffisants.

II - POUR JARDINER

Métier pour les uns, passe-temps pour les autres, le travail de la terre est répétitif et fatigant en certaines saisons. Votre dos et vos genoux devront être ménagés.

Pour biner, piocher, retourner la terre...

- Placez-vous en fente avant et fléchissez les jambes. Immobiliser le bassin évitera les lombalgies.

- Travaillez à genoux avec des protections et déplacez-vous d'un genou sur l'autre au lieu de vous relever fréquemment.

- Essayez autant que possible de varier le travail afin de ne pas effectuer trop longtemps le même geste.

- Pliez vos jambes pour ramasser ou couper quelque chose par terre. Placez une jambe en avant et fléchissez-la pour prendre appui lorsque vous ratissez.

III - LES TRUCS DE PROFESSIONNELS

- D'instinct, le paysan fatigué plante sa fourche ou sa pioche, saisit le manche à deux mains, place son dos à l'équerre et relâche ainsi tout le poids de son dos.

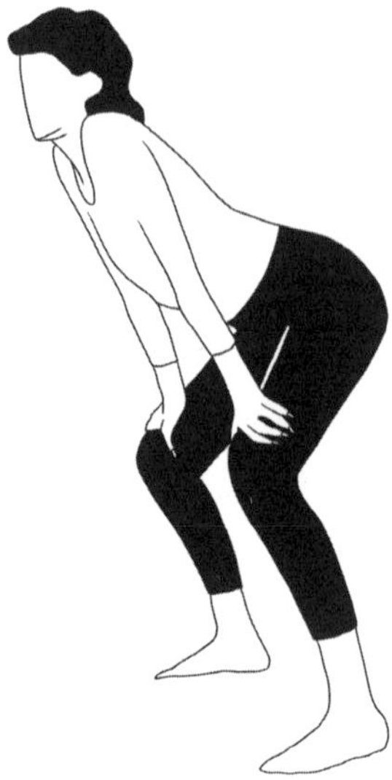

- D'autres, lorsqu'ils ressentent une fatigue dorsale fléchissent les jambes à l'écart, tendent les bras et reposent leur dos en creux sur leurs bras tendus.

Étirez votre dos

- Saisissez une rampe, une balustrade, placez votre dos à l'équerre et tirez vos fessiers en arrière. Quand vous sentez votre dos bien remis, relâchez les bras vers le sol et remontez en déroulant la colonne. Finissez en vous étirant bras en l'air.

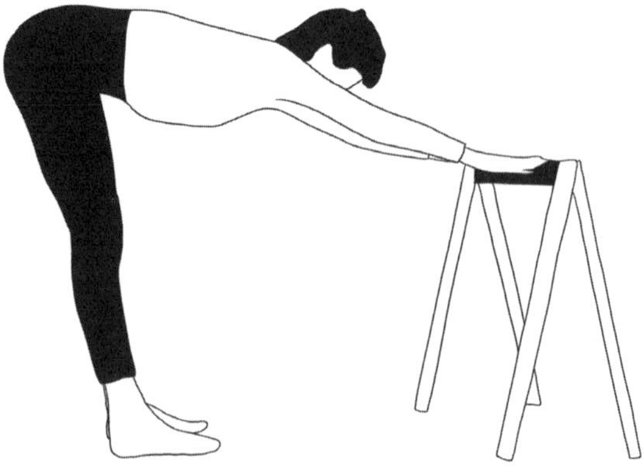

La Gym pour les jeunes de plus de 50 ans

Dépôt légal : mai 2021
Édition précédente publiée sous le titre :
Pleine forme senior, deuxième trimestre 2001.
Ancien ISBN : 978-2-86898-595-5

Achevé d'imprimer en Union européenne par Typo'Libris
en avril 2021.